宁波市自然科学学术著作出版资金资助出版

麻醉与手术

主 编 吴 祥 牛云飞

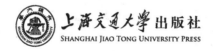
上海交通大学出版社
SHANGHAI JIAO TONG UNIVERSITY PRESS

U0276373

内容提要

　　本书针对普通人群所关心的 100 余个麻醉与手术方面的医学问题,结合当前国内外最新进展,以问答方式和通俗易懂的语言进行了科学解答,旨在解开麻醉的神秘面纱,达到让普通读者了解麻醉、重视麻醉、信任麻醉、享受麻醉的目的。

　　本书适宜于各级医疗机构医师、手术患者及其家属阅读参考。

图书在版编目(CIP)数据

麻醉与手术 /吴祥,牛云飞主编. — 上海 :上海交通大学出版社,2014
ISBN 978-7-313-11786-1

Ⅰ. 麻…　　Ⅱ. ①吴… ②牛…　　Ⅲ. 麻醉学　　Ⅳ. R614

中国版本图书馆 CIP 数据核字(2014)第 160990 号

麻醉与手术

主　　编:吴　祥　牛云飞
出版发行:上海交通大学出版社　　　　地　　址:上海市番禺路 951 号
邮政编码:200030　　　　　　　　　　　电　　话:021-64071208
出 版 人:韩建民
印　　制:上海交大印务有限公司　　　经　　销:全国新华书店
开　　本:880mm×1230mm　1/32　印　　张:4.75
字　　数:88 千字
版　　次:2014 年 9 月第 1 版　　　　　印　　次:2014 年 9 月第 1 次印刷
书　　号:ISBN 978-7-313-11786-1/R
定　　价:20.00 元

编 委 会

前　　言

提起手术,你可能或多或少会知道一些,可问起麻醉,你所知道的大概就很少了。目前大多数人对麻醉的理解,还只是停留在"打一针、睡一觉"这种接近"无知"的认识上。殊不知,在手术台上,麻醉的作用至关重要。医学界有一种说法:手术能治病,麻醉可保命;只有小手术,没有小麻醉。也只有经历了手术过程的人们才能够真切地体会到麻醉对于生命是何等重要。

一台成功的手术离不开外科医师和麻醉医师的密切配合。但长期以来,低调的麻醉医师们一直只是在封闭的手术室内扮演着"幕后英雄"的角色。但所谓内行看门道,业内都称麻醉医师是"无影灯下的生命保护神"。因为只有成功的麻醉才能保证手术的顺利进行,才能使患者安全平稳地度过围手术期。然而,随着舒适化医疗时代的逐渐临近,麻醉医师这一极具魔术般神秘色彩的幕后英雄,也开始渐渐浮出水面,走向前台。当前发达的物质文明程度,使得人们更多地希望,从检查到治疗的整个医疗过程都能在无痛舒适状态下完成,乃至在精神层面上也能感受到尊严和体面,这其实就是"舒适化医疗"的精髓所在。而麻醉医师恰恰就是舒适化医疗的主要实施者,并且已经在潜移默化中出现和活跃在医院的各个诊疗场所。各种无痛治疗、无痛胃镜、无痛肠镜、无痛分娩、无痛人流等的广泛开展,也让无数患者开始享受到在无痛舒适状态下接受诊疗操作的新体验。确实,麻醉离生活中的我们越来越近了。

本书针对普通人群所关心的100余个麻醉和手术方面的医学问题,结合当前国内外的最新进展,以通俗易懂的语言和问答方式进行了详尽的科普解答,旨在揭开"麻醉"的神秘面纱,达到让普通人群了解麻醉、重视麻醉、信任麻醉、享受麻醉的目标。

本书编写人员均为临床一线医生,在编写过程中得到了工作单位宁波大学医学院附属医院的大力支持。在此,向所有关心和支持本书出版的各位同道致以最衷心的感谢!

宁波大学医学院附属医院　　吴　祥

2014 年 5 月

目　录

麻醉基础知识

麻醉与手术相关知识

麻醉基础知识

1. 为什么要麻醉

麻醉（anesthesia）一词源于希腊语"an"及"aesthesis"，表示"知觉/感觉丧失"。感觉丧失可以是局部性的，即体现在身体的某个部位，也可以是全身性的，即体现为患者全身知觉丧失，无意识。

从医学角度来讲，麻醉的含义是指通过药物或其他方法使患者整体或局部暂时失去感觉，以达到无痛的目的，为手术治疗或者其他医疗检查治疗提供条件。

通常所说的麻醉是指施行手术时或进行诊断性检查操作时，为消除疼痛或控制疼痛、保障患者安全、创造良好的手术条件而采取的各种方法。进行手术或诊断性检查操作时，患者会感到疼痛，需要用麻醉药或其他方式使之暂时失去知觉。手术或检查操作还可引起精神紧张和反射性不良反应，如胃肠道手术可引起恶心、呕吐、长时间的不舒适的体位（如俯卧位），可增加患者的不适和痛苦，因此使用麻醉可使患者在舒适、安静的环境中，在对不良刺激无反应或暂时失去记忆的情况下接受检查、手术。

很多人简单地认为，麻醉就是"打一针、睡一觉"，但这种说法并不确切。麻醉远非如此简单。现代麻醉学的发展，使麻醉不仅仅局限于"打一针"，而是提供了镇痛、肌松、镇静、循环和呼吸支持，重要脏器功能保护，围手术期血液保护以及重症监护、疼痛治疗等多方面的工作内涵，所以近年有较多的专家学者建议称麻醉科为重症医学科或围手术期医学科。在让患者在"睡着"的同时，还要让患者准时醒来，在这背后，凝聚着现代麻醉学发展的各种成果以及麻醉医师的不懈追求。

在手术台上，外科医师仅是在病变部位进行外科操作，麻醉医师需要调控患者麻醉深度和身体状况，让患者处于无痛和平稳状态，确保手术顺利进行，保证麻醉安全。在紧急情况下（术中大出血等），手术医师、护士则是忙上加忙。因此，麻醉医师被誉为"无影灯下的生命保护神"，需要广博的基础理论知识，如病理生理、药理、内科、外科、妇产科、儿科、麻醉等基础和临床医学等多学科内容，交叉融汇。因为在为手术保驾护航时，难免会遇到各种意外和突发情况，麻醉医师必须具备处理突发情况的能力，管理好患者的重要生命体征，包括呼吸、心率、血压、神经系统、肝肾功能等，还必须具备细致的观察力和处置能力。

如果一台手术不进行麻醉的话,疼痛是难免的,再者就是由于疼痛的刺激引起的各种反射让患者对手术不能很好地耐受和配合,从而降低手术的成功率和术后的恢复,更为严重的是有可能危及生命。

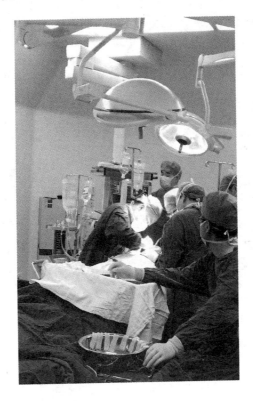

2. 麻醉对身体有危害吗

首先,麻醉过程中各种操作都有可能对身体造成损伤,有的很轻微,比如气管插管的时候有可能造成口腔或者鼻腔黏膜损伤;有的也有可能很严重,如做连续硬膜外麻醉的时候有可能造成不可逆的脊神经损伤,重者发生截瘫甚至危及生命。

其次,麻醉过程使用的各种药物(除了麻醉药物,麻醉医师还必需使用其他各类心脑血管、呼吸道、胃肠道等药物以调控患者生命体征的平稳)都是有一定的使用范围和安全剂量的,同时也各有不同的不良反应。

最后,由于手术医师在手术台上只能进行外科操作,其他诸如呼吸、心率、血压等都需要麻醉医师进行监测和调控,手术中出现的各种意外都需要麻醉医师及时发现和处理,这在无形中将手术的风险也算在麻醉医师身上,由此出现的意外伤害也是属于麻醉的失误。

但是一名合格尽职的麻醉医师必须具备熟练的操作技能,熟悉各种药理作用,良好的心理素质以及协调处理能力,所以实际上麻醉并发症和意外的发生概率是非常低的,如果因为害怕麻醉对身体有害而拒绝麻醉,那与因噎废食是没有区别的。

3. 临床常用有哪些麻醉方法

临床麻醉方法主要包括全身麻醉、局部麻醉和复合麻醉。根据麻醉药物进入人体的途径分为吸入麻醉、静脉麻醉和基础麻醉。

全身麻醉是指麻醉药经呼吸道吸入、静脉或肌内注射进入体内,产生中枢神经系统的抑制,临床表现为神志消失、全身疼觉丧失、遗忘、反射抑制和骨骼肌松弛。对中枢神经系统抑制的程度与血液药物浓度有关,并且可以控制和调节。这种抑制是完全可逆的,当药物被代谢或从体内排出后,患者的神志及各种反射逐渐恢复。

局部麻醉是指利用局部麻醉药如普鲁卡因、利多卡因等,使身体的某一部位暂时失去感觉。常用的方法包括椎管内麻醉(阻滞)、神经阻滞、区域阻滞、局部浸润麻醉和表面麻醉等。椎管内麻醉是指将局部麻醉药通过脊椎穿刺注入到椎管内,其中注入蛛网膜下隙的称为蛛网膜下隙阻滞或腰麻,注入硬脊膜外腔的称为硬脊膜外腔阻滞。神经阻滞是指将局部麻醉药注射到身体某神经干(丛)处,使其支配的区域产生痛觉传导阻滞,常用的神经阻滞有颈神经丛阻滞、臂神经丛阻滞。区域阻滞则是指将局部麻醉药注射于手术部位的周围,使手术区域的神经末梢阻滞而达到麻醉的目的。局部浸润麻醉是指直接将局部麻醉药注射至手术部位,并均匀地分布到整个手术区的各层组织内,以阻滞疼痛的传导,是临床小手术常用的麻醉方法。表面麻醉是指将渗透性强的局部麻醉药喷雾或涂敷于黏膜、结膜等表面以产生麻醉作用。

复合麻醉是指麻醉中同时或先后应用两种或更多的麻醉药、辅助药(如镇痛药、镇静药等)或麻醉方法,使之相互配合取长补短,以增强麻醉效果,保障患者安全,以及满足某些手术的特殊要求。应根据病情和手术需要、麻醉方法的适应证和禁忌证来选择麻醉方法。

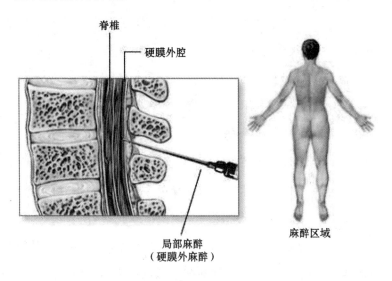

脊椎

硬膜外腔

局部麻醉
（硬膜外麻醉）

麻醉区域

4. 医师怎么"打麻醉"，"打麻醉"时痛吗

"打麻醉"是以往对麻醉认识不足时的叫法。在麻醉学科刚刚起步的时代，麻醉的方法较为局限，给人留下了麻醉就是"打一针就麻倒了"的印象。现代麻醉学的发展，使麻醉早已不是"打一针"那么一回事了。但是局部麻醉（包括椎管内麻醉、神经阻滞、局部浸润等）仍然需要麻醉医师进行定位、穿刺、注射药物，所以会对患者造成一定的痛感，但是这和一般静脉输液和肌内注射一样，造成的疼痛都很轻微，而且像椎管内麻醉的时候事

前还要对穿刺部位的皮肤进行局部浸润麻醉,所以实际上疼痛的程度甚至更轻微一些。

静脉麻醉则需要有开放的静脉(一般由护士打好留置针),麻醉医师通过留置针注射麻醉诱导和维持的药物就可以了,除了极个别敏感的患者因为药物刺激血管有不适外,麻醉不会造成任何疼痛。

吸入麻醉就更加没有痛楚,只需要戴上呼吸面罩,就不知不觉地进入睡眠状态了。当然一般复合全身麻醉的时候都是先行静脉用药诱导,让患者入睡后再进行气管插管或者用喉罩、呼吸面罩来保证呼吸道通畅,并且吸入麻醉气体。

麻醉医师打麻醉并不是一针就麻醉好,更多的工作是麻醉手术期间的麻醉维持和生命体征的监测和调控。

5. 为什么说只有小手术没有小麻醉,麻醉的重要性如何

大多数人认为麻醉医师仅仅是解除疼痛、并使患者失去知觉的医师。但是很少有人认识到今天的麻醉医师在手术室内的任务除保证患者的舒适之外,更重要的是在手术期间和麻醉恢复期医醉医师对由多种因素(麻醉、手术、原发疾病等)引起的重要生命功能的变化进行监测、诊断,并进行治疗,保证围手术期患者的安全。

麻醉医师必须具备广泛的知识才能胜任麻醉工作。麻醉医师对围手术期(手术中和术前、术后的一段时间)患者出现的医疗问题进行治疗。麻醉医师术前对病情进行判断,依据患者的身体情况,考虑个体差异,并依此制订治疗方案,在术中利用先进仪器监测患者的生命功能。麻醉医师必须依靠各种复杂、精密的仪器对病情作出准确的诊断和处理,以维持患者的生命,甚至已经是很脆弱的生命。

即使是手术结束,麻醉医师也要保证患者安全的苏醒,然后护送到病房,重症患者则需要送到重症监护治疗室(ICU)进行进一步的非外科治疗,直到脱离危险方能送回普通病房。

所以生命之重让麻醉没有大小之分。

6. 麻醉医师在手术时都在做什么

麻醉医师又被称作手术室里的内科医师,不但需要熟练各种麻醉操作技术,确保患者手术无痛、手术顺利进行,而且还要利用先进的仪器随时监测患者的生命功能,如发现由于手术、麻醉或患者的原有疾病产生威胁患者生命的问题,就要采取各种治疗措施,维持患者生命功能的稳定,保证患者的安全。

一般而言,临床麻醉医师负责:①与患者的主管医师共同决定患者是否能承受手术麻醉。②决定采用哪种麻醉及监测措施。③对患者施行麻醉。④在手术全过程尽力保证患者的安全。⑤在手术结束后使患者安全平稳地恢复。⑥术后疼痛治疗。⑦慢性疼痛的治疗。

麻醉医师的工作如同飞机驾驶员的工作。飞机起飞和着陆就相当于麻醉诱导和恢复,飞行时操作的自动驾驶仪则相当于麻醉药、肌肉松弛药和机械呼吸。在手术过程中,麻醉医师必须持续观察患者以及各类监护仪器,利用所得到的信息不断地进行分析、思考,形成某些细致而复杂的判断结果后,对药物(包括麻醉药、肌松剂、液体及止血药等)作一些调整,以尽可能维持手术患者生理功能平稳,并在紧急情况下施行急救复苏处理;同时还要对这些监测结果和操作进行详实的记录。所以实际上麻醉医师的工作是非常紧张忙碌的。

7. 为什么会产生疼痛

疼痛(pain)是人体的一种感觉和体验,同时还伴有不愉快的情感改变。这种感受和反应与机体存在明确的或者潜在的组织损伤有关,是神经末梢痛觉感受器受到伤害和病理刺激后通过神经冲动传导到中枢大脑皮质而产生的。疼痛是许多疾病常见或主要的症状。

现代医学所谓的疼痛,是一种复杂的生理心理活动,是临床上最常见的症状之一。它包括伤害性刺激作用于机体所引起的痛感觉,以及机体对伤害性刺激的疼痛反应[躯体运动性反应和(或)内脏自主性反应,常伴随有强烈的情绪色彩]。痛觉可作为机体受到伤害的一种警告,引起机体一系列防御性保护反应。但另一方面,疼痛作为报警也有其局限性(如癌症等出现疼痛时,已为时太晚)。而某些长期的剧烈疼痛,对机体已成为一种难以忍受的折磨。因此,镇痛是医务工作者尤其是麻醉医师面临的重要任务。

疼痛通常由导致组织损伤的伤害性刺激引起,如刀割、棒击等机械性刺激,电流、高温和强酸、强碱等物理化学因素均可成为伤害性刺激。组织细胞发炎或损伤时释入细胞外液中的钾离子、5-羟色胺、乙酰胆碱、缓激肽、组胺等生物活性物质亦可引起疼痛或痛觉过敏。受损局部前列腺素的存在极大地加强这些化学物质的致痛作用,而能抑制前列腺素合成的药物,如阿司匹林则具有止痛作用。全身皮肤和有关组织中分化程度最低的游离神经末梢,作为伤害性感受器,将各种能量形式的伤害性刺激转换成一定编码形式的神经冲动,沿着慢传导的直径较细的有髓鞘和最细的无髓鞘传入神经纤维,经背根神经节传到脊髓后角或三叉神经脊束核中的有关神经元,再经由对侧的腹外侧索传至较高级的疼痛中枢——丘脑、其他脑区以及大脑皮质,引起疼痛的感觉和反应。与此同时,快传导的直径较粗的传入神经纤维所传导的触、压等非痛信息已先期到达中枢神经系统的有关脑区,并与细纤维传导的疼痛信息发生相互作用。

疼痛是患者的主观感受,医务人员不能想当然地根据自身的临床经验对患者的疼痛强度做出武断判断。对患者而言,疼痛一方面是机体面临刺激或疾病的信号,另一方面又是影响生活质量的重要因素之一。对医师而言,疼痛既是机体对创伤或疾病的反应机制,也是疾病的症状。急性疼痛常伴有代谢、内分泌甚至免疫改变,而慢性疼痛则常伴有生理、心理和社会功能改变,需要及早给予治疗。

8. 手术中会发生哪些生理变化;麻醉后,身体会发生哪些改变

手术对人体是一种强烈、创伤性的刺激,会削弱人体对创伤的修复能力,降低人体对各种有害因素袭击的防御能力,以致发生各种并发症,如感染和多器官功能衰竭等。

(1)产生应激反应(stress):应激反应是指人体对一系列有害刺激作出的保护自己的综合反应,又称适应综合征(adaptation syndrome),主要由神经系统、内分泌腺的活动引起心率、血压等变化。这种反应对较重的伤员有重要的意义。因为就维持生命的首要条件而言,机体必须有足够的有效循环血量(在短时间内血容量比血液成分更为必要),对生命器官进行灌流供氧。当然,机体维持有效循环的代偿能力是有限的。如果创伤严重或失血过多,且急救不及时,就会出现休克和其他器官

衰竭。

(2) 引起出血、体液的丧失和酸碱平衡失调。

(3) 疼痛和情绪紧张。

(4) 局部炎症细胞聚集。

(5) 反射性骨骼肌收缩增强。

各种麻醉手段对人体功能的影响主要通过影响神经系统、内分泌腺的活动达到以下三大作用：①镇痛作用。②肌松作用。③镇静作用。以此降低手术对机体的刺激，让人体能更好地耐受手术，为手术提供良好的条件。同时一般麻醉后血压下降，机体代谢水平降低，对能量及氧气的消耗和需求减少。

9. 麻醉有风险吗

临床麻醉的主要目的是为了让患者在接受手术治疗疾病或者检查时不感觉疼痛并制动，即抑制患者伤害性刺激下的逃避反射。此伤害性刺激下的逃避反射非常原始，当临床麻醉达到可抑制伤害性刺激下的逃避反射时的深度时，机体许多其他的保护性反射和反应（如呼吸反射、喉头反射）也都被严重抑制，此时被麻醉患者就处于十分危险的状态。因此，保证麻醉患者的安全和无痛苦是临床麻醉工作永恒的主题，其核心是麻醉安全。

所有的手术和麻醉都有一定的风险，绝对安全又没有风险的麻醉是不存在的。造成麻醉风险的因素很多，有患者方面的因素,也有手术及麻醉意外的因素。麻醉死亡是指麻醉(包括恶性高热和麻醉用药过敏等)及其所有失误(包括用错药物和麻醉机械故障等)作为直接主要的原因导致的患者死亡。麻醉死亡率在全世界都是评估临床麻醉工作质量的最重要的核心指标。随着医学发展和监测手段的完善以及麻醉医师技术水平的提高,麻醉过程中死亡率逐年降低。国内著名的三甲医院——四川大学华西医院麻醉科的麻醉死亡率经历了 2000～2001 年的 1/10000,2002～2005 年的 1/5 万和 2006～2008 年的 1/20 万的过程。在 2006～2008 年,华西医院共完成手术室内各种麻醉 15 万余例(包括局麻监测约 1.5 万例)、手术室外麻醉 5 万余例,麻醉总数>20 万例,没有发生麻醉死亡,麻醉死亡率<1/20 万。

麻醉对疼痛的治疗作用,以及对患者生命功能的保证作用,其积极意义远远大于麻醉本身可能产生的不利影响。没有人用车祸来评价汽车的所有特点,但却有些人用这种方法来评价麻醉,从而大大地夸大了麻醉的风险。麻醉并不是十全十美的,但它发生危险的可能性有多大呢?美国麻醉医师协会统计,在剖宫产麻醉和分娩镇痛时,由硬膜外麻醉本身引起的麻醉死亡率是 1.7/100 万,而中国一个中等城市一年车祸死亡率要远远超过这个数字。

为保证患者得到麻醉医师安全、有效的治疗,很多地区制定了相应的麻醉质量控制标准以保证麻醉的质量和安全,包括麻醉前应做的检查,准备,基本的麻醉监测,麻醉恢复期的监测治疗。并不断制定新的标准以进一步增加患者的安全性,这些新的行业标准以及目前复杂的监测仪和麻醉设备与不断发展的医药技术使患者的生命更加安全。

今天,不能想象没有手术治疗疾病人们的生活会怎样;同样不可想象的是没有麻醉的手术将会怎样。当对更深层次的医学领域进行探索时,就会对麻醉学提出更高的要求。由于麻醉学在维持患者的生命功能上的理论和技术不断发展,外科在诸如心胸、中枢神经系统等以往被认为是生命禁区的领域进行手术治疗得以开展。由于多学科的协作,人们越来越多地体会到现代医学尤其是现代麻醉学的发展给人类健康带来的益处。

10. 麻醉会影响孩子的智力吗

很多家长担心麻醉或麻醉药物会影响小儿的智力发育,其实这样的担心大可不必。根据目前国内、外资料显示:没有证据证明,当前所使用的麻醉药物及方法对儿童的健康、智力有危害。笨和聪明均与大脑有关,脑细胞的活动必须有充足的氧气与糖原,如果有呼吸、循环障碍就会造成脑细胞缺氧,倘若脑细胞停止供氧 5~8 分钟,就会严重影响脑细胞的代谢,影响脑功能,甚至造成难以挽回的后果。因此,要回答麻醉会不会影响小儿智力,首先要分析麻醉后会不会有脑缺氧?

小儿常用的麻醉方法有 4 种：

（1）基础麻醉：基础麻醉是指术前先用镇静药，然后用局麻或神经丛阻滞麻醉。

（2）部位麻醉：部位麻醉包括局部麻醉、腰麻、神经丛阻滞麻醉。这两种麻醉只阻碍神经纤维或神经干的传导，起到局部麻醉作用，麻醉过程中神志是清楚的。

（3）全身麻醉（全麻）：所谓全麻是指吸入了麻醉药或静脉内注入麻醉药后，抑制大脑皮质，使小儿暂时失去知觉，在无痛觉安睡的情况下保证各种手术的完成。全身麻醉过程中，病儿的呼吸由机器控制，供氧得到保证，一切生命指标如血压、心跳均在正常范围，不影响呼吸及循环功能，不会引起脑缺氧。

（4）低温麻醉：低温麻醉一般用于小儿心血管手术。低温麻醉需阻断循环，并使体温下降，小儿的呼吸、循环用人工心肺机代替，使代谢保持最低水平。

一名合格尽职的麻醉医师在用以上麻醉方式的时候，不会造成患儿脑缺氧。有医疗研究小组曾对小儿手术前、后做智能测试对比，发现手术前、后的智商并无明显区别。接受麻醉后手术的小儿，记忆力正常，学习成绩并不下降。

但是近来的一些报道表明，麻醉中使用的部分药物对机体的神经递质传递、蛋白质等产生的影响，需要人们进一步研究这些药物的长期疗效。尽管如此，全麻在临床上有时还是必须使用，因为尚未找到更好的替代方法。

11. 麻醉一般使用什么药物

临床麻醉主要目的有：①镇痛作用。②肌松作用。③镇静作用。相应的麻醉就要选用有此类作用的药物来实施麻醉。麻醉药根据其作用范围可分为全身麻醉药及局部麻醉药。

（1）全身麻醉药物由浅入深抑制大脑皮质，使人神志消失。全身麻醉药用于大型手术或不能用局部麻醉药的患者，根据其作用特点和给药方式不同又分为：①吸入全麻药物，主要有恩氟烷、异氟烷、七氟烷、氧化亚氮（笑气）等。②静脉全麻药物，有咪达唑仑、氯胺酮、硫喷妥钠、羟丁酸钠、丙泊酚（异丙酚）、依托咪酯等。

（2）局部麻醉药物对神经的膜电位起稳定作用或降低膜对钠离子的通透性，阻断神经冲动的传导，达到局部麻醉的作用，依据分子结构分为：①酯类局麻药，有丁卡因和普鲁卡因；②酰胺类局麻药，有布比卡因、利多卡因、罗哌卡因、阿替卡因以及它们的左旋制剂等。

（3）麻醉肌松药物，依据作用机制分为：①非去极化型肌肉松弛药：有阿曲库铵、维库溴铵、罗库溴铵、哌库溴铵、泮库溴铵、顺苯磺酸阿曲库铵等。②去极化（中枢性）肌肉松弛药，代表药物是氯化琥珀胆碱、巴氯芬。

（4）其他辅助药物如艾司洛尔、乌拉地尔、硝普钠等心血管用药以及一些激素类，还有常规的急救药品如阿托品，预防应激性胃溃疡的止吐药托烷司琼，等等。

（5）最后就是各种静脉输液制品：如生理盐水、各种浓度葡萄糖溶液和一些糖盐溶液、钠钾镁钙溶液、复方氧化钠注射液（林格液）和羟乙基淀粉溶液等。

麻醉医师会根据患者的体质、手术的需求和麻醉手术中各种变化来选择合适的麻醉用药，相同的手术不同的患者，麻醉医师选择的麻醉方法和用药都有可能是不相同的。

12. 医师常选用哪些麻醉方法，为什么

麻醉是顺利完成手术的重要保证。不同的手术需要采用不同的麻醉方法。麻醉主要有以下几种：

（1）表面麻醉：常用麻醉药喷雾或敷贴的方法，主要用于黏膜表面麻醉，如上颌窦穿刺等小手术时采用。

（2）局部麻醉：局部麻醉也称局部浸润麻醉或阻滞麻醉，将麻醉药注射于手术部位或神经干周围，达到局部麻醉的目的，适合于中、小手术。如一般小的外伤伤口缝合或者小瘢痕、小痣切除等就可以用局部浸润麻醉，手指、手掌、手臂等部位的手术在患者可以耐受的情况下大多可以选择颈丛臂丛等神经阻滞麻醉的方法。

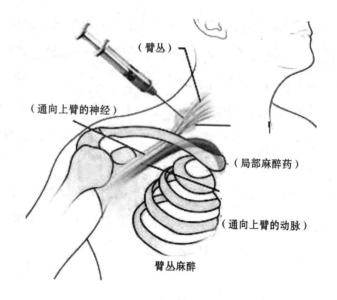

（臂丛）

（通向上臂的神经）

（局部麻醉药）

（通向上臂的动脉）

臂丛麻醉

（3）腰麻：将麻醉药注入脊髓腔，麻醉脊神经，以达到下半身麻醉的目的。这种麻醉适用于时间较短的下腹部手术、下肢及会阴部的手术。比较多见的如剖宫产、腿脚部清创、骨折后取内固定等。

（4）硬膜外麻醉：它和腰麻的部位与方法差不多，采用插管，连续给药，时间不受限制，适用于胸腹及下肢各部位的大中小手术，像阑尾切除、下肢骨折内固定甚至断肢再植等都可以选择。

（5）全身麻醉：一种是吸入麻醉，将麻药通过呼吸道吸入体内，抑制中枢神经系统，意识和痛觉暂时消失；另一种是静脉麻醉，将麻醉剂滴入静脉内，产生全身麻醉的效果。现今，各医院大多采用静脉复合吸入麻醉，麻醉诱导迅速，术后苏醒快。合理用药对机体内环境影响比较小,适合于一些急症和大型手术。还有各种对上述几种麻醉不能耐受的患者,脑外科、心胸外科、一些脏器移植手术基本都是选择全身麻醉。

另外还有针刺麻醉,简称针麻,是我国传统医学的宝贵遗产之一,包括耳针麻醉和体针麻醉。一般情况下,针刺麻醉的效果比药物麻醉差一些,但简便、经济、安全、无不良反应。该方法在20世纪60~70年代我国各大医院非常盛行,但如今,由于药物麻醉效果远远优于针刺麻醉,导致针麻基本销声匿迹了,一些医疗条件不足的地区仍在使用。

手术前,医师会根据手术的种类,决定麻醉的方法。一般患者对于手术和手术主刀比较重视,但对于麻醉和麻醉医师就很少过问了。殊不知,麻醉的好坏直接影响着手术的成败,在整个手术中起着重要作用。因此,与医师配合慎重而正确地选择麻醉很有必要。

13. 什么是局部麻醉

局部麻醉(local anaesthesia)是指应用局部麻醉药暂时阻断身体某一区域的神经传导而产生麻醉作用,简称局麻。感觉神经被阻滞时,产生局部的痛觉及感觉的抑制或消失;运动神经同时被阻滞时,产生肌肉运动减弱或完全松弛。这种阻滞是暂时和完全可逆的。

局麻简便易行,安全性大,能保持患者清醒,对生理功能干扰小,并发症少。适用于较表浅局限的中小型手术。但用于范围大和部位深的手术时,往往镇痛不够完善,肌肉松弛欠佳。用于不易合作的患者尤其是小儿时必须加用基础麻醉或辅助麻醉,故其应用范围受到一定的限制。

狭义的局部麻醉包括表面麻醉、局部浸润麻醉。

1) 表面麻醉

(1) 局麻药直接与黏膜接触后,穿透黏膜作用于神经末梢而产生局部麻醉作用。

(2) 给药方法:用喷雾器喷于黏膜表面;以棉球涂抹在黏膜表面;以棉球或纱条填充。为达到完善的麻醉,常需多次给药,一般2～3次,每次相隔5分钟。

(3) 常用药物:2％～4％利多卡因、1％～2％丁卡因。

(4) 适应证:眼、耳鼻喉、气管、尿道等部位的黏膜麻醉。不同部位应选择不同药物浓度,如角膜选用低浓度药物。

(5) 不良反应:局麻药毒性反应,局部组织刺激。

2) 局部浸润麻醉

(1) 将局麻药注入手术区域的组织内,阻滞神经末梢而达到麻醉作用。

(2) 操作方法:"一针技术",即先行皮内注药形成皮丘,再从皮丘边缘进针注药形成第 2 个皮丘,沿手术切口形成皮丘带。"分层注药",即浸润一层起开一层,以达到完善麻醉的目的。每次注药前应回吸或边注药边进针,以免造成血管内注药。

(3) 适应证:体表手术、内镜手术和介入性检查的麻醉。

(4) 禁忌证:局部感染、恶性肿瘤、昏厥等。

(5) 注意事项:①注入组织内的药液需有一定容积,在组织内形成张力,借水压作用使药液与神经末梢广泛接触,从而增强麻醉效果。②为避免用药量超过一次限量,应降低药液浓度。③每次注药前都要回抽,以免注入血管内。④实质脏器和脑组织等无痛觉,不需注药。⑤药液中含肾上腺浓度 1:20 万~1:40 万(即 2.5~5μg/ml)可减缓局麻药的吸收,延长作用时间。⑥广义的局部麻醉还包括区域麻醉、蛛网膜下隙阻滞、硬膜外阻滞、骶管阻滞和静脉局部麻醉。

区域阻滞麻醉是指将药物注射于神经干附近,阻滞神经传导,使该神经支配的区域产生麻醉。常用于四肢及口腔科手术。

蛛网膜下隙麻醉是指将药物注入腰椎蛛网膜下隙,麻醉该部位的脊神经根。常用于下腹部及下肢的手术。

硬脊膜外麻醉是指将药物溶液注入硬脊膜外腔,使其沿脊神经根扩散进入椎间孔,使该处神经干麻醉。适用范围较广,从颈部至下肢手术都可采用,特别使用于上腹部的手术。

14. 患者想做面部的痣切除术，需要采用什么麻醉方式

这要依据痣的大小和部位来选择合适的手术方式，然后再考虑身体情况再决定麻醉方式。

（1）切除缝合术：适用于面部交界痣、皮内痣、混合痣，面积较小，切除后可直接缝合者。一般身体没有严重脏器功能和呼吸道梗阻的，都可以行局部浸润麻醉，术后即可下床行动。

（2）切除皮片移植术：适用于面积广泛的各型色素痣，切除后不能直接缝合或直接缝合后可能继发邻近器官移位畸形和功能障碍者。由于面积大，且需要从身体其他部位取皮移植到面部痣切除的部位，一般需要做全身麻醉。

（3）对不能配合手术的患者，比如婴幼儿、对疼痛特别敏感的、对手术恐惧的，还有合并其他疾病的都需要做全身麻醉。

15. 为什么要做麻醉药皮试，麻药过敏了怎么办；患者的直系亲属有过敏史，对其本人有什么影响

大部分麻醉药物包括静脉全麻药、麻醉辅助药、局麻药。局麻药的过敏反应发生率并不很高，在临床使用过程中，酯类局麻

药普鲁卡因、丁卡因则相对多见。做丁卡因过敏试验可使用点滴球结膜的方法来观察过敏反应的情况;普鲁卡因皮试可行皮内注射,观察皮丘的变化及有无荨麻疹、红斑的发生。有些未做过敏试验的药物或过敏试验阴性的药物使用过程中也有可能出现过敏反应,表现也不尽相同。轻者出现局部荨麻疹,重者可出现全身荨麻疹及Ⅰ型变态反应。静脉麻醉药虽不做皮试,但给药速度过快时也易出现过敏反应。在使用过程中应严密观察患者的情况,发现问题及时处理。过敏常常发生在一部分相对固定的人群中,因为他们属于过敏体质,属于先天免疫功能异常,往往由遗传而来,所以如果直系亲属有过敏史,在医师询问病史的时候,一定要告知,并且尽可能详尽地说对何种药物或者食物等过敏,在医师选择用药时避免使用有可能发生过敏反应的致敏原,一些药物需要做皮试。

16. 什么是全身麻醉,麻醉医师怎样给患者做全身麻醉

麻醉药经呼吸道吸入、静脉或肌肉注射进入体内,产生中枢神经系统的抑制,临床表现为神志消失、全身疼觉丧失、遗忘、反射抑制和骨骼肌松弛,称为全身麻醉。一般麻醉过程包括诱导、维持、复苏3个阶段。

全身麻醉的诱导(induction of anesthesia)是指患者接受全

麻药后，由清醒状态到神志消失，并进入全麻状态后进行气管内插管，这一阶段称为麻醉诱导期。诱导前应准备好麻醉机、气管插管用具及吸引器等，开放静脉和胃肠减压管，测定血压和心率的基础值，有条件者应监测心电图和外周氧饱和度（SpO_2）。

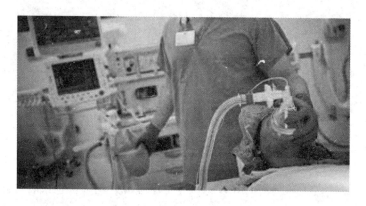

1）全麻诱导方法

（1）吸入诱导：将面罩扣于患者口鼻部，开启麻醉药挥发器，逐渐增加吸入浓度，待患者意识消失并进入麻醉第 3 期，即可静脉注射肌松药物进行气管内插管。

（2）静脉诱导：比面罩吸入法迅速，但麻醉分期不明显，深度亦难以判断，对循环的干扰较大，同时需要先开放静脉，对于小儿及不合作的患者有一定的困难。

（3）静吸复合诱导：先以面罩吸入纯氧 2～3 分钟，增加氧储备并排出肺及组织内的氮气。根据病情选择合适的静脉麻醉药物及剂量，如硫喷妥钠、依托咪酯、丙泊酚等，从静脉缓慢注入并严密监测患者的意识、循环和呼吸的变化。待患者神志消失后再注入肌松药,全身骨骼肌及下颌逐渐松弛,呼吸由浅到完全停止。这时应用麻醉面罩进行人工呼吸,然后进行气管内插管。插管成功后,立即与麻醉机相连接并行人工呼吸或机械通气。

2)全身麻醉的维持

全麻维持期的主要任务是维持适当的麻醉深度以满足手术的要求,如切皮时麻醉需加深,开、关腹膜及腹腔探查时需达到良好的肌松。同时,加强对患者的管理,保证循环和呼吸等生理功能的稳定。

(1)吸入麻醉药的维持:经呼吸道吸入一定浓度的吸入麻醉药,以维持适当的麻醉深度。目前吸入的气体麻醉药为氧化亚氮,挥发性麻醉药为氟化类麻醉药,如七氟烷、地氟烷等。

(2)静脉麻醉药的维持:静脉给药方法有单次、分次和连续

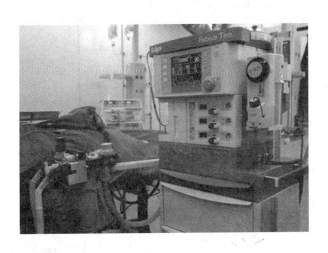

注入法 3 种,应根据手术需要和不同静脉全麻药的药理特点来选择给药方法。目前所用的静脉麻醉药中,除氯胺酮外,多数都属于催眠药,缺乏良好的镇痛作用。有的药物如硫喷妥钠,在深麻醉时虽有一定的镇痛作用,但对生理的影响也很大。因此,单一的静脉全麻药仅适用于全麻诱导和短小手术,而对复杂或时间较长的手术,多选择复合全身麻醉。

3) 全身麻醉苏醒

当手术结束,麻醉医师需要逐步停止使用各类麻醉维持药物,并适当使用一些镇静拮抗药如氟马西尼,肌松拮抗剂如新斯的明,呼吸兴奋药物如纳洛酮等,让患者逐步恢复自主呼吸和意识,直至清醒。大型医院都建有麻醉苏醒室,监护和治疗在苏醒过程中出现的生理功能紊乱,患者苏醒后如无异常,将被送入病房,如病情危重需进一步加强监测和治疗则直接进入重症监护治疗室(ICU)。

17. 全身麻醉好还是局部麻醉好

无论是全身麻醉还是局部麻醉,都有其优点和适用范围,同时都有各种并发症的存在。麻醉方式并没有明显的优劣。麻醉医师根据手术患者的身体、精神情况,和外科手术医师讨论后会决定合适的麻醉方法,条件许可的情况下,患者也可以选择自己想要的麻醉方式。比如一般患者的阑尾切除手术,可以选择腰麻、硬膜外麻醉或者全身麻醉。

世上没有完全一样的两片树叶,也就没有同样的患者,麻醉方式就可能不会相同。因此对于患者来说,能够耐受(身体耐受、精神耐受、社会因素如经济条件等耐受)并且能够顺利进行手术的麻醉方式就是好的麻醉。

18. 电视上常常看到有人被麻醉抢劫,这是怎么回事,怎样防止被麻醉抢劫

除去一部分虚假的(其实是被骗,借由说被麻醉抢劫)案情,可以发现这一类受害者都是在意识丧失或者模糊的时候被人掠夺财物甚至身体受到侵害。要使一名正常人丧失意识,除了暴力手段造成颅脑损伤,一些全身麻醉药物和化学制剂都可使人神志模糊甚至消失,像吸入性全麻药物,如乙醚、恩氟烷、异氟烷、七氟烷、氧化亚氮(笑气)等;静脉全麻药如咪达唑仑、氯胺酮、硫喷妥钠、羟丁酸钠、丙泊酚、依托咪酯等。另外一些化学品比如毒品和最常见的酒精还有汽油也能使人致幻,而且噪声、高温等环境因素也能使人眩晕注意力不能集中。

吸入性麻醉气体除非达到一定浓度,否则很难起效,除非对方强制性把药剂放置于你口鼻附近,并像麻醉医师一样用面罩或者布片之类捂住口鼻。而且这类药物挥发性很高,在非密闭

的情况下被使用的可能性非常低,所以一般不会发生这样的麻醉抢劫,更不可能说被人吹一口气就任由他人摆布。当然被骗吸烟吸毒是有可能致幻的。要预防的话请戒烟戒毒,在公共场所尽量寻找通风的地方,觉得头晕不适时立即离开。

静脉全身麻醉药物大多不能通过口服吸收,但实际上却是最常见也最可能成为犯罪分子的麻醉抢劫工具。嫌犯使用安定类药物混合饮料让受害者服用,让受害人失去意识以致被害。拒绝陌生人给的饮料,让自己的饮用水杯随身携带都是安全有效的防止被害手段。

最后,一些晕车、有眩晕症、容易中暑的人出门在外带好预防性药物,和熟悉的人在一起也能降低被"麻醉抢劫"的可能性。

19. 患者可以选择麻醉医师吗,医师可以按照患者的要求施行麻醉吗

一般择期手术申请送交麻醉科和手术室以后,麻醉科分管安排工作的医师会依据手术和麻醉风险的大小,还有麻醉科医师排班情况安排资历不同的麻醉医师去负责麻醉,然后责任麻醉医师手术前会找你和你的家属了解你的身体状况,并进行麻醉前谈话和签字等手续,再回手术室进行麻醉前准备。而急症手术通常由值班的麻醉医师实施麻醉,危重患者会依据相关条例请上级医师会诊和处理。虽然一些人性化的

大型医院会将各科室注册的执业医师的技术职称履历等放置于明显位置以供患者了解,但大多数时候是难以选择麻醉医师的。

不过不论是哪位麻醉医师施行麻醉,首先考虑的是患者的身体、精神和心理能力,再就是手术的需求,通常会提供可供选择的多种麻醉方案,在术前访视和麻醉前签字谈话的时候让你了解并作出选择。

20. 哪些情况需要进行全身麻醉

全身麻醉的适应证主要有:

(1) 头颈部时间长、范围广的手术,便于保持呼吸道通。

(2) 局部麻醉不能完成的躯干及四肢手术。

(3) 多部位同时手术,用局麻方法易产生局麻药过量者。

(4) 不能合作的少年、儿童,精神紧张、疼痛耐受差而不能配合手术的成人。

(5) 全身情况较差、低血容量、有凝血功能障碍的患者,不具备区域麻醉的适应证等患者。

全身麻醉没有绝对的禁忌证,有的只是麻醉风险的大小和实施的难度。全麻后患者镇静程度较深,可以明显减小术中知晓的发生,对患者意义较大。但是实施全身麻醉也需要考虑呼吸道的并发症,以及医疗费用的增加。

21. 什么是腰麻,腰麻后为什么会头痛,手术后能垫枕头吗

腰麻(spinal anaesthesia)为蛛网膜下隙麻醉(subarachnoid anaesthesia)和脊髓麻醉的简称,即将局麻药物经腰椎间隙注入蛛网膜下隙,阻断部分脊神经的传导功能而引起相应支配区域的麻醉作用。穿刺部位常选第3和第4腰椎间隙,适用于腹部或下肢手术。由于硬脊膜被穿刺,使脑脊液渗漏,易引起麻醉后头痛。由于麻醉穿刺针的改进,从过去斜面开口针头到现在锥形侧开孔针头,穿刺针的大小也渐渐变细,因此实际腰麻后头痛的发生率已经很低。但是为了预防术后头痛,一般要求麻醉后去枕平卧(使脑室与穿刺破的硬脊膜尽量保持水平,以减少脑脊液渗漏的可能)6小时,同时补足液体。因此,一般腰麻手术后6小时内不会让患者垫枕头或者半卧位,更不容许下床活动。

22. 什么是硬膜外麻醉?

硬膜外麻醉(epidural anaesthesia)专业名称是硬脊膜外间隙脊神经根阻滞麻醉。方法是将局麻药注入硬膜外腔,阻滞脊神经根,暂时使其支配区域产生麻痹,简称硬膜外阻滞。根据给

药的方式可分为单次法和连续法。根据穿刺部位可分为高位、中位、低位及骶管阻滞。硬膜外麻醉适应证如下。

理论上讲，硬膜外阻滞可用于除头部以外的任何手术。但从安全角度考虑，硬膜外阻滞主要用于腹部及以下的手术，包括泌尿、妇产及下肢手术。颈部、上肢及胸部虽可应用，但麻醉管理复杂。此外，凡适用于蛛网膜下隙阻滞的手术，同样可采用硬膜外阻滞麻醉。最后还可以用于手术后硬膜外连续镇痛。

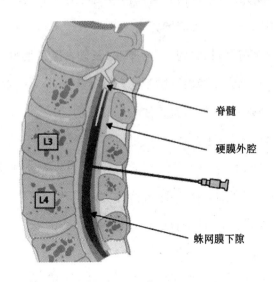

脊髓

硬膜外腔

蛛网膜下隙

硬膜外麻醉禁忌证有：①低血容量的患者；②穿刺部位感染或者菌血症可致硬膜外感染者；③低凝状态，近期使用抗凝药物未停用足够长时间者；④穿刺部位既往手术、损伤、畸形者；⑤颅内压升高者；⑥严重瓣膜狭窄性心脏病或心流出道梗阻者等。

硬膜外麻醉的并发症有：①局麻药全身中毒反应；②误入蛛网膜下腔；③误入硬膜下间隙；④导管折断；⑤异常广泛阻滞；⑥硬膜穿破和头痛；⑦神经损伤；⑧硬膜外血肿等。

23. "半身麻醉"指的是什么

"半身麻醉"是指保留患者清醒和自主呼吸，使患者下半身痛觉可逆性丧失的各种麻醉方法。

"半身麻醉"包括脊髓麻醉（腰麻）及硬脊膜外腔麻醉（包括骶管麻醉）。前者是经由脊髓腔注入麻醉药物；后者是将留置管进驻硬脊膜外腔，再经留置管注入麻醉药物。

"半身麻醉"的主要特点是，可保持患者清醒与自发性呼吸，能避免全身麻醉时，由于气管插管及呼吸器所造成的并发症。且"半身麻醉"所需要的麻醉药物种类及其用药量较少，对心、肺、肾、肝等器官造成影响较小。

24. 患者要做腹腔镜手术，需要做全身麻醉，会对麻醉药物成瘾吗

全身麻醉药品中吗啡、阿芬太尼等镇痛药使用不当的确会上瘾。但临床上许多患者及其家属在认识和使用麻醉药品上存

在着一些误区,认为麻醉药品沾着就会上瘾,这是不对的。

所有的药物都具有两重性。有对人体有益的一面,即其治疗作用,又有其有害的一面,可引发不良反应造成人体伤害。麻醉药品同样是一把"双刃剑",既是治病救人的药品,又具有不同程度的药物依赖性,如果不合理使用或者滥用就会造成身体依赖性或者精神依赖性。

药物依赖性分为身体依赖性和精神依赖性。其中,身体依赖性是指反复用药造成的一种机体适应状态,表现为突然停药出现一系列身体戒断症状,但大部分症状随时间推移可以逐渐减弱、消退。所以,因镇痛等医疗目的使用麻醉药品而导致的身体依赖性并不能成瘾。

精神依赖性是指药物所产生的一种带有愉悦性质的特殊精神效应。国内外大量临床实践表明,如果用药者为追求这种特殊精神效应的产生而反复用药,就会产生心理渴求,形成强迫性、周期性用药行为,也就是上瘾了。但是,因疼痛等医疗原因使用麻醉药品的人极少会对药物产生精神依赖性,极少会成瘾。

25. 患儿3岁,要做包皮环切手术,医师建议全身麻醉,全麻对孩子的发育会不会有影响

智力与大脑有关,脑细胞的活动必须有充足的氧气与糖原,如果有呼吸、循环障碍就会造成脑细胞缺氧,倘若脑细胞停止供

氧 5～8 分钟，就会严重影响脑细胞的代谢，影响脑功能，甚至造成难以挽回的后果。所谓全麻是指吸入了麻醉药或静脉内注入麻醉药后，抑制大脑皮质，使小儿暂时失去知觉，在无痛觉安睡的情况下保证各种手术的完成。全身麻醉过程中，患儿的呼吸由机器控制，供氧得到保证，一切生命指标如血压、心跳均在正常范围，不影响呼吸及循环功能，不会引起脑缺氧。在全身麻醉过程中，虽然小儿失去意识，但麻醉过后，随着麻醉药物的代谢和排出，小儿逐渐清醒，一切恢复正常，如同睡了一觉醒来。没有任何证据证明，当前所使用的麻醉药物及方法对儿童的健康、智力有害。

　　但是，由于小儿代谢率低，排泄功能差，加之术中储存于脂肪、肌肉等组织的麻醉药物在术后向血液中"二次分布"，患儿血液中仍残留一定麻醉剂，表现为术后恢复期表情淡漠、反应迟钝。该现象是麻醉药物正常代谢过程，无须多虑。在麻醉或手术中，往往由于患者呕吐，舌后坠堵塞呼吸道，喉痉挛导致窒息等都会突然发生脑缺氧。术中心跳骤停、大出血、失血性休克也会发生脑缺氧，不及时抢救，就会引起不良后果。这些都是麻醉中可能出现的意外，而不能简单地认为是全身麻醉引起的。饱食后的患儿容易因呕吐误吸而发生呼吸道堵塞，引起脑缺氧，所以患儿术前 4～6 小时应绝对停食禁水。当然，全身麻醉药作为一种药物也有一定的不良反应，需要麻醉医师认真选择适应证，掌握好药物剂量，扬长避短，安全使用。

26. 手术前为什么要签署麻醉同意书

2009 年 12 月 26 日,第十一届全国人大常委会通过了《中华人民共和国侵权责任法》。该法于 2010 年 7 月 1 日正式实施,其中第七章第 55 条明确指出:"医务人员未尽到告知义务,造成患者损害的,医疗机构承担赔偿责任",之前颁布的《执业医师法》和《医疗机构管理条例》也对患者的知情同意做了明确规定。

签署麻醉知情同意书具有以下意义:

(1) 签署麻醉知情同意书是医患沟通的书面体现,有利于建立和谐的医患关系。在相关法律颁布以前,医务人员对医患沟通的理解和执行是片面的,淡漠的;甚至手术前很多医师根本不和患者沟通,导致患者对医师的诊疗过程不了解,也不信任,这就为医患关系留下了隐患。现行的医疗模式更注重患者的参与和人权得以体现。术前的麻醉知情同意书是麻醉前医患沟通的直接书面体现,通过这种沟通可以消除患者对麻醉和手术的顾虑,为建立医患信任奠定良好的基础。

(2) 签署麻醉知情同意书有利于增加患者对麻醉风险的了解。由于个体差异及器官功能状态不同或合并疾病,每个人对麻醉的耐受和对药物的反应都不一样,麻醉过程中或麻醉后可能会出现意外或并发症。任何麻醉方式都伴随着一定的风险,作为患者及其家属,有必要也有权利充分了解麻醉存在的风险,麻醉医师在取得患者或家属的理解、知情同意后方可实施麻醉,这就是为什么手术患者都需要进行麻醉前谈话并签署同意书的原因。

麻醉知情同意书如下:

××省_____医院麻醉知情同意书

患者姓名:　　　性别:　　年龄:　　床号:　　住院号:

麻醉选择:全麻、全麻加、全麻准备、硬膜外、硬膜外加、腰麻、骶麻、颈丛、臂丛、其他_____

根据手术治疗和诊断检查的需要,患者需进行麻醉。麻醉和麻醉操作一般是安全的,但由于个体差异,虽然在麻醉前已经采取力所能及的预防措施,也有可能发生麻醉意外和并发症。现告知如下,包括但不限于:

1. 麻醉过程中可能进行以下某一项或多项操作,包括气管插管、椎管内穿刺、周围神经阻滞、深静脉穿刺置管术、动脉穿刺置管术、喉罩插入、气管切开术、气管和支气管插管、食管超声波检查、有创血液动力学检测等。这些操作均可能引起组织出血、神经损伤、创伤、感染、坏死等。

2. 根据麻醉操作常规、按照《中华人民共和国药典》要求,使用各种、各类麻醉药后,病人出现中毒、过敏、高敏、神经毒性等反应,导致休克、严重脏器功能损害、呼吸心跳停止,甚至危及生命。

3. 麻醉时,特别是急症饱胃病人发生胃内容物反流、误吸、喉痉挛、呼吸道梗阻、神经反射性休克和心律失常等而导致重要脏器功能损害,危及生命。

4. 气管插管和拔管时可引起牙齿脱落、口唇、舌、咽喉、声带、气管和支气管损伤,喉痉挛、气管痉挛、支气管痉挛及功能损害。气管插管困难导致气道不能维持通气时,需要进行紧急气管切开术,缺氧时可危及生命。

5. 椎管内麻醉及区域麻醉发生神经、血管、脊髓等组织结构损伤,可能出现全脊髓麻醉、截瘫、椎管内感染、血肿、腰痛、头痛、肢体伤残、甚至呼吸心跳停止等危及生命。

6. 患者本身合并其他疾病或有重要脏器损害者,相关并发症和麻醉危险性显著增加,如哮喘、心脑血管意外等。

7. 授权麻醉医师在病人病情治疗必要时使用自费麻醉和抢救药品及物品。

8. 麻醉方法的选择和改变由实施麻醉的医师根据病情和手术的需要决定。

9. 可能发生术中知晓、术后回忆和术后认知功能的障碍。

10. 麻醉手术中输血输液可能发生致热源反应、过敏反应、血源性传染病等。

11. 急症手术麻醉危险性明显高于择期手术,手术室外麻醉危险性明显高于手术室内麻醉。

12. 术后镇痛的并发症:呼吸循环抑制、镇痛不全、瘙痒等。

13. 其他发生率极低或难以预料的意外和并发症,以及其他不可预料的不良后果。

14. 本麻醉提请患者及家属注意的其他事项:＿＿＿＿＿

＿＿＿＿＿＿＿＿＿

是□　否□　要求术后镇痛

我院麻醉科医师将切实做好麻醉前准备,按麻醉操作常规认真做好麻醉及防范措施,以良好的医德医术为患者 施行麻醉,力争将麻醉风险降低到最低限度。

特别提醒:我完全知道此医院是一所医疗、教学和科研相结合的学术医疗中心,患者麻醉过程中可能有实习医师、进修医师,以及一些与医学相关的训练人员参与其中。

我已详细阅读以上内容,麻醉科医师对我提出的问题也作了详细的解答,经慎重考虑,我代表患者及家属对麻醉可能发生的并发症及各种风险表示充分理解,**并全权负责签字同意施行麻醉**。我授权麻醉科医师在遇有紧急情况时,为保障患者生命安全实施必要的救治措施,并承担全部所需费用。我知道在麻醉开始之前,我可以拒绝麻醉,并签字记录,以取消本同意书的决定。

患者(法定代理人)签字:

或委托代理人签字:

麻醉科医师签字:

日期:　　年　　月　　日　　时　　分

27. 住院后,各项检查都已完成,准备第2天手术,晚上是否可以回家好好睡一觉

住院患者请假外出是各个医院经常会遇到的难题。特别是新的《医疗事故处理条例》出台后,当不允许患者外出的规章制度和患者的意愿相抵触时,医院非常为难。法律专家明确指出,如果患者在住院期间请假外出,离院期间发生的后果,即使患者在各类请假条、请假自愿书上写明由自己承担责任,医院仍无法免除责任,因为医院作为提供医疗服务的机构应当预见到各种后果发生的可能性。

1999年10月实施的新《中华人民共和国合同法》第53条规定:"合同中的下列负责条款无效:①造成对方人身伤害的;②因故意或重大过失造成对方财产损失的。"因此,住院患者临时离院外出时提交的免除医院责任的请假条属于无效合同条款。一旦法院认定这种请假自愿保证书无效,医院将对患者未经批准离院期间造成的后果承担责任,如果经过了医院的批准,这种请假自愿书反而成为患者要求赔偿的证据。最近北京市审理的几起医院赔偿案,都是因为患者在住院期间请假外出发生车祸等事件,虽然有的医院也让患者写了请假单,但都不能作为法律的有效证据,医院对此都进行了赔偿。

那么,如何才能在此事上减少医疗纠纷呢? 当患方提出请

假外出时,医方应负有审核患者是否可以外出的义务,而非把决定权完全推给患者。法律专家建议医患双方签订"协议书"。之所以用"协议书"这个名称,是因为协议是指双方自愿达成的明确双方权利义务的合同,医院与患者之间存在着有偿医疗的关系,如果是医院制定的规章制度或者是通知书,只能代表医院单方的意思表示,不能认可为患者同意的意思表示。这样的"协议书"一式两份,一份交患者保存,一份由医院存档。医院一旦发现患者有外出外宿情况,将及时采取相关措施,并做好工作记录。

"协议书",内容如下:

协 议 书

甲方:＿＿＿＿＿＿＿(患方姓名)

乙方:＿＿＿＿＿＿＿(医院名称)

甲方因＿＿＿＿＿＿原因向乙方提出请假回家。经乙方审核甲方病情后认为其不宜离院。虽然目前甲方病情暂时稳定,但离院后由于脱离医院管理,行为本身存在诸多不安全性。而且,根据乙方管理制度,住院期间非特殊情况患者原则上不允许离院。经向甲方及家属反复解释并说明后,甲方及家属坚持要求离院,考虑到甲方的实际情况,乙方只能同意甲方离院,并履行以下提醒义务:

1. 向患方口头全面告知病情及相关注意事项;

2. 双方约定请假时间：_____年____月____日____时至____月____日____时；

3. 甲方离院时及离院期间必须有家属陪同,如甲方发生病情不稳定时应及时提前回院或送医院急诊救治,甲方及家属承诺承担甲方离院期间应尽的照顾义务。

4. 双方约定紧急情况时的指定联系人及联系方式：

双方一旦签章就意味着对上述内容已全面阅读并知晓,并承诺愿意履行双方约定之义务和各自承担应尽之法律责任。

甲方签署意思：_____(是否同意上述内容?)

甲方签名：　　　　　　　乙方(签章)：

甲方指定联系人签名：　　乙方指定联系人签名：

联系方式：　　　　　　　联系方式：

时间：_____年____月____日　时间：_____年____月____日

28. 为什么麻醉医师要进行术前访视,哪些问题需要告诉麻醉医师

现代疾病诊疗中大部分患者需要手术治疗,在手术前麻醉医师对患者都要进行非常详细的询问以了解病情,并将做一些必要的体格检查。

手术中,主刀医师是治病的,麻醉医师是保命的,期间麻醉

医师要监管患者的心跳、血压、呼吸、体温以及内环境平衡等一系列生命指征。对于不同年龄的手术对象,如 30 岁、50 岁、80 岁,只要是同样的疾病,医师在动刀时并没有明显的区别;然而,麻醉医师在考虑麻醉方案时却有着天壤之别。广东曾经有一项调查显示:约有 99％等待手术的患者对麻醉医师的术前访视不理解。因为在他们看来,麻醉医师只是"打麻药"的麻醉师,以致当麻醉师在术前访视询问病史时,一些患者不积极配合,有些患者甚至私下嘀咕:"麻醉医师问这么多干吗,不就是打个麻药吗?"然而这个错误的认识将会影响到患者本身的手术治疗。

手术是一种创伤性的治疗手段,手术创伤可使患者生理功能一直处于高度应激状态,麻醉虽能减轻手术的应激反应,但又可破坏患者生理状态的稳定性;随着医学的发展,麻醉医师已不是传统意义上的麻醉师,已肩负着术中监测与治疗、术后 24 小时内或更长时间继续治疗患者的任务。这是麻醉医师的工作内容,也是外科手术治疗的一个重要环节。

手术患者若机体内并存有其他疾病,如高血压、冠心病,可能在手术和麻醉状态下加重,麻醉医师只有在术前对患者的全身情况和重要器官生理功能有充分了解,才能根据病情选择麻醉方法,对术中可能出现的并发症做到心中有数,以保证手术的安全。

再者,手术患者不免存在种种思想顾虑,如恐惧、紧张和焦虑等心理,通过术前访视与患者沟通,让患者感到亲切,从而减轻精神负担,有利于手术麻醉成功。

为什么麻醉医师要问许多问题？因为手术和麻醉将很大程度上影响人体,所以麻醉医师要尽可能多地了解他的患者。麻醉医师必须非常熟悉你的健康情况,以便在手术过程中提供最好的麻醉治疗。对病情的详尽了解将帮助麻醉医师对于发生的情况作出快速、准确的判断和治疗。了解患者的医疗状况是非常重要的,其中包括既往疾病史、近期用药、过敏史、以往麻醉史等。有一些患者在接受手术时伴有其他疾病如糖尿病、哮喘、气管炎、心脏病等疾病。在麻醉医师术前访视患者时,你应告知医师你的既往病史,使麻醉医师有所准备。对一些疾病在麻醉过程中进行治疗,以免影响生命安全。

29. 为什么要进行血液检查,为什么要进行术前检查,甚至进行术中检查

血液是体内循环系统中的液体组织,由血浆(约占 55%)、血细胞(约占 45%,由红细胞、白细胞、血小板等组成)构成,是水、碳水化合物、脂肪、蛋白质、钾盐和钙盐的混合物,对维持生命起重要作用。血液在人体生命活动中主要具有4 方面的功能：

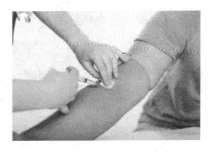

（1）运输：运输是血液的基本功能，自肺吸入的氧气以及由消化道吸收的营养物质，都依靠血液运输才能到达全身各组织。同时组织代谢产生的二氧化碳与其他废物也依赖血液运输到肺、肾等处排泄，从而保证身体正常代谢的进行。血液的运输功能主要是靠红细胞来完成的。贫血时，红细胞的数量减少或质量下降，从而不同程度地影响血液这一运输功能，出现一系列的病理变化。

（2）参与体液调节：激素分泌直接进入血液，依靠血液输送到达相应的靶器官，使其发挥一定的生理学作用。可见，血液是体液性调节的联系媒介。此外，如酶、维生素等物质也是依靠血液输送才能发挥对代谢的调节作用的。

（3）保持内环境稳态：由于血液不断循环及其与各部分体液之间广泛沟通，故对体内水和电解质的平衡、酸碱度平衡以及体温的恒定等都起决定性的作用。

（4）防御功能：机体具有防御或消除伤害性刺激的能力，涉及多方面，血液体现其中免疫和止血等功能。

无论人体任何组织器官发生病变，都可以直接或间接地影响到血液成分的质和量的改变。如当血液中发现幼稚细胞时，常是骨髓异常增生的特征，对诊断血液病有重要的帮助。当机体有化脓性细菌感染时，血液中的白细胞数即会增加。患糖尿病时，血液中葡萄糖升高，急性期肝炎患者，血液中丙氨酸氨基转移梅（即谷丙转氨酶）升高，消化道营养障碍时，可以引起营养性贫血,造成血红蛋白减低。所以血液检验,不仅是血液系统本身疾病的重要诊断手段,对机体其他组织器官的病变,也常具有同样重要的诊断价值。所以当机体某一组织器官发生疾病时需做血液检验。此外,当机体罹患某种疾病时,有时要连续多次取血化验,这是为了协助临床医师观察治疗效果,以便调整治疗方案以及了解预后。总之,血液检验是为了准确地反映出人体各组织器官的病理、生理变化,为临床医师提供可靠的诊断线索。

对于麻醉医师来说,血液检验结果不仅仅有助于复习病史,了解病情,更重要的是要以此作为选择麻醉方式的依据,做好术前麻醉准备,还有手术中间麻醉的维持以及调控好手术患者的生命体征。比如,血小板低于一定数值而且凝血时间明显延长的患者,就禁忌选择硬膜外麻醉,因为硬膜外麻醉出血的风险很大;血液检验结果显示肝功能严重不足的,麻醉医师选择药物的时候就尽量选择较少从肝代谢或者对肝功能影响较小的药物;再有,麻醉医师在分析血液检验结果之后可以判断围手术期是否需要输血,什么时候输血,而且现在临床需要的血源很紧张,麻醉医师可以依据血液检验结果和患者配合决定做稀释式或者回收式的自体输血,减少或者避免输异体血。在一些重大手术比如肝肾移植中,血液的酸碱平衡和运输能力稍有误差,手术就会失败,而这是手术台上的外科医师无法控制的,只有麻醉医师通过各种监测和检测手段来发现、分析并做出相应的处理,这样才能保证手术的成功。

30. 为什么手术前要停用阿司匹林,还有哪些药物要在术前停用

阿司匹林是一种历史悠久的解热镇痛药,广泛用于治疗感冒、发热、头痛、牙痛、关节痛、风湿病等,还能抑制血小板聚集,用于预防和治疗缺血性心脏病、心绞痛、心肌梗死、脑血栓形成,应用于血管形成术及旁路移植术也有效。

但是,水杨酸钠(阿司匹林)可引起血小板环氧酶发生不可逆性乙酰化,其结果是使血小板寿命期7～10天内的聚集性减退。阿司匹林是否会导致手术期或手术后出血,虽然目前尚存在争议,可是硬膜外麻醉中引起硬膜外腔"轻度出血"的情况是增加的。同样对某些外科手术(如颅内手术)也可能引起明显的危害。因此,阿司匹林应在择期手术前至少停用7天,对术前没有提前停用此类药物的患者,选用硬膜外麻醉等区域阻滞麻醉前,必须每日复查出血时间,直至恢复正常后才能开始手术。

为了手术和麻醉的安全,吸烟的患者术前应停止吸烟至少2周,雾化吸入促排痰,抗生素使用3～5天控制急慢性肺部感染。

口服降糖药者,手术前1天晚上服后停药,围手术期改用胰岛素。也有根据实际情况遵医嘱口服降糖药的。急症手术合并严重酮症酸中毒和电解质紊乱是手术禁忌,争取在1～2小时内

予以纠正,控制随机血糖不高于 13.3mmol/L,且尿酮体阴性。

高血压患者由于使用降压药,若用 β 受体阻滞剂,像美托洛尔(倍他乐克)长期治疗者,可持续用到术日晨,术后及时恢复服用,避免因停药而发生血压剧烈波动;术前以利血平降压者,手术前 1 周应停药,并改用其他降压药。

其他疾病术前以洋地黄维持治疗者,手术当天应停药;术前以低分子肝素治疗者,至少应停药 12 小时以上;术前以人参治疗者,应停药 7 天以上;术前用单胺氧化酶抑制药(如帕吉林、苯乙肼)治疗者,至少应停药 2~3 周以上;术前用三环类抗抑郁药(如阿米替林、多塞平、马普替林)治疗者,术前至少应停药 2 周以上等。

所以如果有长期使用药物的手术患者,在外科医师和麻醉医师询问病史的时候一定要详尽说明正在使用何种药物,并询问对手术和麻醉有无影响,和医师协商做好术前准备。

31. 麻醉作用多长时间会消失

除了针麻外,现有的麻醉方式都是通过药物来实现麻醉目的。所以麻醉的起效时刻也就是各种麻醉药物在体内达到有效浓度发挥其药理作用时刻。而麻醉药的持续也就是麻醉药物维持有效浓度的时间,其长短与药物的吸收及消除速率有关。各种麻醉方法使用的麻醉药物和给药方式都不尽相同,而且患者体质因素也有所影响,所以麻醉作用时间长短不尽相同。

通常情况下,像利多卡因等局麻药物经过非血管内用药,作用时间能维持在 1 小时左右,所以临床上小伤口的缝合大多选利多卡因浸润麻醉;而像臂丛神经阻滞等麻醉,一般使用布比卡因、罗哌卡因等和利多卡因的混合液,作用时间稍长,一般能达到 4～6 小时;一般的硬膜外麻醉,麻醉医师大多选用留置导管连续用药的方式给药,每加一次药能维持 1 小时左右的时间;而腰麻一般都是只给一次药物,作用时间能维持在 3～5 小时。

全身麻醉由于使用的药物种类较多,各种药物的协同作用或者拮抗作用使得药物的维持有效浓度的时间变得更加不易掌握,对于婴幼儿和功能退化的老龄患者,通常会有麻醉苏醒期延长的情况出现。但是有经验的临床麻醉医师基本都会在手术结束的时候让患者苏醒,而麻醉镇痛作用则稍微延迟。因此全身麻醉患者送回病房的时候即意味着麻醉作用已经消失。

最后还要提醒一点,麻醉药物作用消失并不是代表麻醉药物完全代谢和排出体外,因为体内药物已降到有效浓度以下,但尚未从体内完全消除,此时称为药物残留期。例如,全麻药物咪达唑仑给药 7 小时后体内才无残留作用。所以一般麻醉后医师都会叮嘱平卧休息,不能高空危险作业,禁止驾驶一定时间。

32. 麻醉后喉咙嘶哑是怎么一回事

　　手术后回到病房发现讲话声音嘶哑了,别惊慌,先来了解下这是怎么回事。声音嘶哑又称声嘶是由于声带的开放或闭合活动障碍、声带炎症及异常赘生物等所引起的发音嘶哑。声嘶的程度因病变的轻重而异,轻者仅见音调变低、变粗,重者发声嘶哑甚至只能发出耳语声或失音。

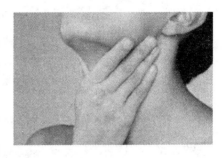

　　麻醉后喉咙嘶哑除了由于麻醉操作所引起的杓状软骨脱位、喉返神经阻滞等导致声嘶,在甲状腺手术、神经外科、骨科、胸科手术均可出现声嘶(见图)。与麻醉有关常见原因的是杓状软骨脱位,以左前半脱位常见,这是插管麻醉比较常见的并发症。由于手术时间较长,导致保留气管导管时间过长,损伤粘连固定,导致声带麻痹,目前的办法是可行杓状软骨复位术,复位时机一般认为在发生脱位 24～48 小时内进行复位效果好,越早越好。还有其他的原因如插气管导管、拔气管导管、插胃管等也会在术后出现这种情况。即使杓状软骨复位术失败也不用担心,大约经过一年的时间另一侧声带会出现代偿,这样声音嘶哑也会好的。另一种常见的是喉返神经阻滞等导致声嘶,常为颈神经丛或臂神经丛阻滞的并发症,注药压力太大使迷走神经阻滞,单侧喉返神经阻滞者出现声音嘶哑在 30～60 分钟内大多缓解。

33. 为什么患者会不记得进了手术室后发生的事情

确实值得欣慰的是很多患者做完手术后,离开手术室都会说一句:"做手术也没有想象的那么可怕呀!"回到病房后,家属问起手术情况,发现进手术室后发生的事情全都不记得了,就像睡了一觉,醒来手术做好了。有些患者甚至都不相信手术已经做好了。麻醉够神奇吧!麻醉医师把消除手术患者在麻醉与手术中不良记忆作为一项重要任务,降低术中知晓的发生率对于患者是一种保护,可消除患者因手术、麻醉进行所引起的恐惧感及精神紧张等,有利于术后恢复。

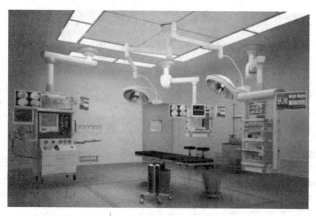

麻醉医师到底用了什么神药呢？咪达唑仑（咪唑安定），一种对顺应性遗忘非常有效的药，麻醉医师会在术前给患者肌注或静脉给药，防止患者对手术室环境及麻醉手术操作产生恐惧心理及由此引起的不良记忆。全身麻醉中使用咪达唑仑诱导过程中与其他镇静催眠药物联合应用。诱导时静脉注射咪达唑仑，使患者镇静、遗忘、抗焦虑，再合用丙泊酚等其他全身麻醉药，自然对手术室发生的事情忘光；半身麻醉时，尤其是在四肢骨科手术中神经阻滞麻醉和椎管内麻醉患者是清醒的，使用咪达唑仑或合用芬太尼可以消除麻醉前的紧张、恐惧和术中知晓，避免因此引起一系列的病理生理变化，此药对机体生理功能干扰小，消除患者对手术的不良记忆功能大。

34. 什么是术中知晓，如何预防术中知晓

希望你没有术中知晓的体验。有术中知晓存在的患者，特别是有过严重创伤体验的患者，在术后可能会发展成为一种创伤应激紊乱综合征，表现为焦虑、不安、失眠、重复恶梦或濒死感，这些症状可能很严重，并有一个延缓的发展过程。如果医师早期对患者进行解释，使其对知晓存在原因有所了解，创伤紊乱就会减轻甚至不会发生。特别是术中有知晓体验的患者，请听我们诚恳的解释。这样不仅有助于预防创伤紊乱

综合征的发生,还有一定的治疗作用,即不同程度地促进患者的康复。

所谓术中知晓就是在全麻过程中发生意识的恢复。由于当前的全麻基本上为复合式麻醉,即多种不同作用的药物同时使用。镇静遗忘、镇痛、肌肉松弛为主要的 3 个部分。如果出现术中知晓,意味着镇静遗忘作用消失,而肌松、镇痛作用还可存在。在这样的状况下,患者可存在意识,可听见周边环境的声音,但是无法控制肢体的任何运动,包括例如睁眼、咳嗽。同时,伴或者不伴有对疼痛的感知,俗称"麻醉醒觉"。

术中知晓发生的原因有:

(1)麻醉过浅。在严重创伤、低血容量以及心脏储备较差的患者,为了保证患者的血流动力学稳定,麻醉医师有意识地减浅麻醉,肌松药也易导致无体动的患者麻醉过浅,容易导致术中知晓。在某种意义上这是医源性的灾祸。

(2)麻醉药的耐量较大。某些患者麻醉药的用量增大,如年轻、大量吸烟、长期酗酒、吸毒或服用苯丙胺等中枢兴奋药者均可能增加抑制意识和疼痛所需麻醉药物的浓度。这些患者发生术中知晓的概率升高。另外,肥胖患者也易发生术中知晓。

(3)仪器设备方面的原因。仪器故障或使用不当导致麻醉药物输入不足,或麻醉气体挥发罐已空,也可能由于输注泵连接不好造成的。虽然现代麻醉的机械设备已很精良,但也有可能发生。

那么如何预防术中知晓呢？归纳出如下几点，可使术中知晓基本避免。

（1）所有的麻醉设备都需进行细致检查，需持续监测吸入混合气体。

（2）麻醉医师应对监测的患者和仪器保持高度的警觉。

（3）苯二氮䓬类药可作为术前用药，这对严重血流动力学不稳定的患者在长时间浅麻醉内应用有利。

（4）给予琥珀胆碱后要立即插管，诱导药的剂量要超过"睡眠剂量"。

（5）插管延迟（或插管困难）或给了非去极化肌松药，则应增加诱导药或吸入麻醉药物的剂量。

（6）不需要插管的患者，应避免使用肌松药。

（7）应用足够剂量的镇痛药。

（8）如要用吸入麻醉药物，注意监测呼气末麻醉药浓度。

（9）应用全凭静脉麻醉时应谨慎，由于药代动力学变化，由于患者体内药物的广泛分布降低了药物浓度，但相对于吸入麻醉更易发生知晓。

总之，麻醉发展到今天，麻醉医师会主动采取一些措施减少知晓的发生。如果发现有知晓存在，为预防或改善术后应激紊乱，请患者听医师的解释，与医务人员随时随地进行交谈，以消除疑虑。

35. 哪些患者不能接受择期手术麻醉

让我们先来了解下什么是择期手术,在一段不太长的时间内,手术迟早,不致影响治疗效果,容许术前充分准备,达到一定的标准条件,再选择最有利的时机施行手术,这就是择期手术,也就是说手术的时间并不急,可以任意选择最适当的时间来进行手术。如甲状腺腺瘤、疝修补、畸形的矫正等,一般不受时间限制,在手术前可对患者进行全面检查,选择最佳的麻醉和手术方案,患者在思想上和物质上也可做好充分的准备,还有个别患者大部分指标符合,但个别的可调整条件不达标,所以需要经过治疗纠正以达到符合标准才可以手术,也可以理解为择期手术,就是选择符合手术条件的时期进行手术,可以减少手术风险,促进术后恢复。

麻醉科要对择期手术患者进行麻醉前评估,择期手术患者出现以下情况应暂缓手术:

(1) 稳定型冠状动脉综合征(7~30 天内发生的心肌梗死);

(2) 不稳定的或严重的心绞痛;

(3) 充血性心力衰竭失代偿期;

(4) 严重心律失常;

(5) 严重瓣膜疾病;

(6) 凡患有急性脑血管病如脑梗死应正规治疗 3~4 周后

手术；

(7) 凡心绞痛未控制、ECG 示 ST 段下移(≥0.2mV)、左室射血分数低下者(<0.4)，应暂缓手术；

(8) 年龄<60 岁，Hb<70g/L(慢性消化性疾病除外)或血浆白蛋白<25g/L 或血钾<3.0mmol/L(推荐血钾应>3.5mmol/L)，暂缓手术，予以支持治疗；

(9) 无临床症状的 ALT 增高者(胆管梗阻引起除外)应查明原因或请内科会诊；

(10) 上呼吸道感染，肺部有啰音或哮鸣音者控制后方能手术；

(11) 如拟选择硬膜外阻滞，需停止服阿司匹林等抗凝药物 1 周以上；

(12) 甲亢患者和较重的嗜铬细胞瘤患者，术前需经内科正规治疗；

(13) 体温增高(癌性发热或急需手术解除的化脓性疾病引起的除外)者，需查明原因，控制体温后手术；

(14) 术前血压控制在 160/90mmHg 以下，最好控制在 140/90mmHg 以下，如舒张压在 110mmHg 以上，应暂缓手术；

(15) 糖尿病患者一般空腹血糖控制在 10mmol/L 以下；

(16) 来月经了一定要告诉医师，要暂缓手术。

麻醉与手术相关知识

36. 什么是术后疼痛，手术后必须忍受疼痛吗

凡提起要做手术，很少有人不害怕，原因之一是手术后难以忍受的疼痛。疼痛是手术后最常发生的问题，它是一种主观的、个人的不愉快感觉及情绪经验。剧烈的疼痛不仅给患者造成循环、呼吸、消化、泌尿功能紊乱及神经内分泌、代谢功能失调，而且还可导致恐惧、不安、易怒等精神改变，给患者心灵和肉体都带来了巨大的创伤。术后因疼痛而不敢用力呼吸引起肺不张，因切口疼痛而不敢咳嗽或减少咳嗽动作，使气道内的分泌物不能及时地排除体外，容易导致肺炎；疼痛刺激引起的血压、心率变化，对已有心脏血管疾病的患者容造成脑卒中（中风）、心肌梗死；术后疼痛也会使患者不敢下床活动，会引起肠胃蠕动减缓、骨骼肌肉无力等并发症。术后疼痛还会导致内分泌、免疫、凝血功能等一系列障碍，严重者还可影响疾病的转归。手术后的疼

痛是长期困扰患者和外科医师的主要难题。

术后疼痛对人体的危害是相当大的。这就使术后镇痛成为必须为患者解决的问题。传统的术后镇痛通常采用间断肌内注射或静推麻醉性镇痛药的方式,临床实践证明这不是很理想的镇痛方法。现代麻醉采用患者自控镇痛(PCA)的方法,可有效地消除手术后的疼痛,让您远离术后疼痛,轻松度过围手术期。

37. 什么是术后镇痛,术后镇痛有什么优缺点

长期以来,人们认为术后疼痛是不可避免的,传统的镇痛方法也只是注射吗啡、哌替啶(度冷丁)等止痛药物,但存在镇痛时间短,需反复用药等缺点。近年来,临床使用患者自控镇痛技术缓解术后疼痛,给药方案转向由患者自行给予,即患者自行利用药泵"自控镇痛"(patient controlled analgesia,简称 PCA)。PCA 技术的原理是采用微电脑控制,根据患者的情况设定镇痛泵上的各项技术参数,镇痛药在安全、有效的范围内由患者自控给药。当患者稍感疼痛时,只需按动镇痛泵的按钮,镇痛药便通过导管慢慢输入体内,其量小且输入均匀,使药物在体内保持稳定的血药浓度。PCA 的按压次数和药物用量可由患者自我调节,这样可使镇痛药"按需供应"。以最小的剂量达到最佳的效果,且不良反应最小,避免了传统方法血药浓度波动大,不良反应大的情况。这是现代科技造福于患者的又一个体现。术后镇

痛有以下优点：

（1）PCA给药符合镇痛药物的药代动力学的原理，更容易维持最低有效镇痛药浓度。

（2）止痛药的使用真正做到及时，迅速，基本解决了患者对止痛药需求的个体差异。

（3）有利于患者在任何时刻、不同疼痛强度下获得最佳止痛效果。

（4）减轻了疼痛所致的不良反应，如应激、心肌缺血、肺不张及延迟功能锻炼。

（5）便携式设计，治疗时不受体位及空间的限制。

（6）有利于术后患者充分配合治疗和早期活动，促进早期康复，减轻家庭及社会的负担。

术后镇痛也并非完美无缺，使用过程中可能会发生以下一些并发症：

（1）镇痛不全：首先检查镇痛泵的连接是否正确，硬膜外泵有无不进药，静脉泵的通路有无堵塞；有无按压加药器。如果镇痛药物已经用完（镇痛泵的透明扩张囊已经完全瘪陷，紧贴塑料柱体），患者仍有镇痛要求的，可往镇痛泵里再次加药。

（2）恶心呕吐：术后的恶心呕吐原因很多，可因麻醉本身、手术、术后用药、镇痛用药、患者体质及病友的影响而发生。阿扎司琼有很强的防止及治疗恶心呕吐作用，可以选用。不应盲目夹闭镇痛泵，患者有要求不痛的权利。

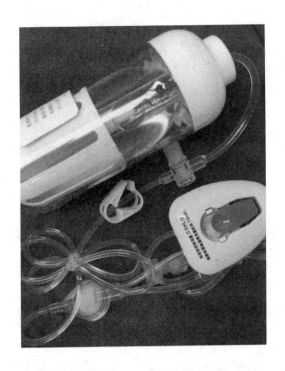

（3）嗜睡：如果术后镇痛选用了麻醉性镇痛镇静药，则患者会有轻度的嗜睡，老年及体弱患者嗜睡的程度可能要重一些。只要不至于影响神志及呼吸，可不必处理，但应多加观察。

（4）尿潴留：局麻药、阿片类药都有可能引起尿潴留，一旦发生，首先鼓励患者按平常习惯姿势试行排尿，不成功的视其疼痛程度可考虑夹闭镇痛泵或插尿管。

（5）皮肤瘙痒：此为阿片类药物的不良反应。程度轻者可不处理，重症者可试用抗过敏药。效果不佳者只有夹闭镇痛泵。

(6) 下肢麻木：偶见于硬膜外镇痛的患者，不伴肢体乏力。在排除了术中局麻药的残留作用或神经损伤的可能后，可以不处理。待镇痛药物用完，症状会自行消失。

38. 什么是镇痛泵，患者是否需要使用镇痛泵

麻醉科使用的镇痛泵是一种给药工具，它使镇痛药物在血浆中能保持一个及时的稳定的浓度，并且可让患者自行按压给药以迅速加强效果，治疗更加个体化。为什么要用镇痛泵？

(1) 减轻患者痛苦是最主要的目的。疼痛作为第 5 个生命体征已为越来越多的人所了解，而要求不痛，是患者的基本权利。

(2) 可行走的硬膜外镇痛不影响患者自由活动，增加患者的舒适度，提高医院的服务水平。

(3) 完善的术后镇痛能使患者早期活动，减少下肢血栓形成及肺栓塞的发生，促进胃肠功能的早期恢复。

(4) 减少术后患者体内的儿茶酚胺和其他应激性激素的释放，有利于降低心率，防止术后高血压，减少心肌做功和氧耗量，对心功能障碍患者特别有利。

哪些患者建议上镇痛泵？

(1) 手术范围广、时间长的患者，如各科的癌根治手术、头颈胸腹的联合手术。

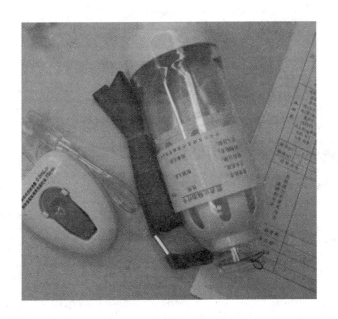

（2）开胸、开腹且切口较长的手术患者。这类患者常需保留胸腔引流管、胃管，也增加他们的疼痛。如果因为疼痛而不愿翻身、咳嗽，容易增加肺部感染的发生率。

（3）泌尿科前列腺电切术的患者。使用术后镇痛泵还有利于缓解前列腺痉挛，减少出血。

（4）骨科大手术患者。

（5）部分腹腔镜手术患者。

（6）有高血压或冠心病病史的手术患者。

（7）敏感的女性患者。老年患者和小儿对疼痛的反应较迟钝，而年轻女性往往相反。

（8）有强烈要求的患者。

39. 患者剖宫产两年，经常腰疼，是麻醉引起的吗

剖宫产是目前一种很流行的生宝宝方式，尽管它是以损伤妈妈的身体为前提，但由于它有痛苦少、生产时间短的特点，还是受到很多准妈妈的青睐。剖宫产之所以痛苦小，全需要靠麻醉的帮助才能完成。因为只有用了麻醉药物将能传导痛觉的神经麻痹阻滞后，妈妈才能在手术时受到伤害而不会感觉到疼痛。

硬膜外麻醉是剖宫产的首选。麻醉必须要在产妇的腰部穿刺，穿刺针需经过多层韧带及组织，才能达到所选择的间隙。就像平时打针输液后，有少数的产妇会感到穿刺点有压痛、酸胀痛，而大多数产妇的痛感因术后镇痛技术的日臻完善而被掩盖。

由于麻醉时的强迫体位，术后又长时间平卧，术后镇痛时后背还要留 2 天硬硬的硬膜外导管，可能会导致产妇背部肌肉、韧带劳损。穿刺部位的损伤也会让一些产妇感觉到腰痛。麻醉一般不会引起长期、严重的腰痛。

还有，孕妇在十月怀胎的过程中，由于腹部子宫的不断膨大，腹部的压力不断增加，对脊柱的压力也在增加，并且导致了脊柱的生理性的腰椎前屈消失或者减小。这在孕前中是一个渐进的过程，分娩后，腹部的压力突然减轻，脊柱受力处于一种不平衡状态，就在某种程度上表现出腰背部的疼痛不适。但随着时间的推

移,组织修复,3个月至6个月后症状都会减轻或消失。

40. 患者怕痛,是不是要告诉麻醉医师多使用些麻醉剂

大多数人都怕痛。免除疼痛,是患者的基本权利! 确保患者在无痛与安全的条件下顺利地接受手术治疗,是临床麻醉的基本任务。

在患者手术日的前一天,麻醉医师会做术前访视,主要是了解病情,作出正确估计,结合病情确定麻醉方案,选择最适当的麻醉方法和药物。充分估计麻醉手术过程中可能发生的问题,为了防患于未然,作好充分的准备工作和预防措施,并对可能发生的问题制订处理的方案。

在手术麻醉中麻醉医师会根据患者的体重、身高、麻醉方案和手术方案来计算需要多少量的麻醉剂。药物都是有不良反应的,并不是用药量越多效果越好,尤其是麻醉药,过量使用会导致循环呼吸抑制,甚至有生命危险。

巨星迈克尔·杰克逊的死亡,让人们对麻醉药有所了解,麻醉药不能滥用。麻醉医师掌握各种麻醉药的药理作用,根据患者的生理病理情况,使用麻醉药恰到好处,使患者在无痛、安静、无记忆、无不良反应的情况下完成手术。同时为手术创造良好的条件,做好手术麻醉过程的监测工作,包括循环、呼吸、水电解

质、体温等功能的连续监测。根据麻醉过程的变化，判断麻醉深浅在一定的范围内再调整麻醉剂的量。

术后患者可以根据自己怕痛程度，要求配备镇痛泵，麻醉医师会根据患者体质，手术创伤程度配置一个属于你的个性化镇痛泵。有效缓解术后刀口疼痛，更有利于术后恢复。

41. 患者做过多次手术，是否能再次施行麻醉

抛开其他特殊因素，就这个问题单纯的回答，答案是可以，没问题。但是也是有要求的，如对麻醉药不过敏，麻醉穿刺部位没有感染，全身情况良好，没有其他系统性疾病等。麻醉医师要做详细的术前评估才能做决定是否可以麻醉，即使你以前已经做过很多次手术麻醉都相安无事。这就是麻醉严谨的地方。

全麻分为很多类型，即使同一类型也会因为手术不同而麻醉时间长短各异；全麻对人体的不良反应与所用药物的种类、剂量、麻醉时间、被麻醉者的体质等都有关系。理论上讲对于体质健康的准备接受手术的患者而言，肝肾功能都是正常的，对于麻醉药物的代谢也是正常的，那么药物的不良反应在几天之后就可以忽略不计了；局麻对于人体的不良反应，一般认为小于全麻。当然手术和麻醉的次数，都应该力求能少就少，只做必要的手术和必要的麻醉。

全麻并不影响记忆力。因为麻醉药进入人体后，血液中的

药物要达到一定浓度才能发生麻醉作用。在一定的时间内,进入体内的麻醉药越多,麻醉药在血液中的浓度就越高,麻醉作用就越强、麻醉程度就越深。但一停药,麻醉作用即随着麻醉药在体内的代谢和排泄而逐渐减弱,患者的感觉也就随着药物减少而逐渐恢复。由此可知,全麻时麻醉药对大脑中枢神经系统功能的影响是暂时的,注入的麻醉药对大脑中枢神经系统功能只是起到暂时的抑制作用,而不会改变脑细胞的功能结构,因此不必担心全麻会影响人的记忆力。多年来,医学家们围绕麻醉是否影响记忆功能的问题进行了长期的研究。他们以大脑高级神经功能活动之一的记忆功能为指标,反复观察接受全麻的患者麻醉前后记忆功能的变化情况,结果表明:全麻不影响人的记忆功能。

42. 患者麻醉后还清楚地记得手术时的情景,是不是没有被"麻倒"

首先请问你在手术当中有没有感觉刀口剧烈的疼痛,没有吧!麻醉后还清楚地记得手术时的情景说明当时麻醉医师给你实施了局部麻醉或叫"半身麻醉"。就是利用局部麻醉药如普鲁卡因、利多卡因等,使身体的某一部位暂时失去感觉。"半身麻醉"是保留患者清醒和自主呼吸,使患者下半身痛觉可逆性丧失的一种麻醉方法。常用的方法包括椎管内麻醉(阻滞)、神经阻滞、区域阻滞、局部浸润麻醉和表面麻醉等。

半身麻醉的主要特点是,可保持患者意识清醒与自主呼吸,避免全身麻醉由于气管插管及呼吸器所造成的并发症。而半身麻醉所需要的麻醉药物种类及其用药量较少,对机体的心、肺、肾、肝等器官造成影响也较小。

全身麻醉要求包括镇痛、镇静和肌松,一般是不会记得手术时的情况的。如果出现这种情况就是所谓的术中知晓了,也就是可能真没有被"麻倒",是全麻中比较严重的一种并发症。麻醉发展到今天,麻醉医师会主动采取一些措施减少知晓的发生。如果发生术中知晓的存在,为预防或改善术后应激紊乱,请及时与医师沟通,听医师的解释和同医务人员随时随地进行交谈,以解决顾虑。让我们一起来解决。

43. 手术时还有感觉是怎么回事

患者常说医师我怎么还有感觉,但是不痛。这种现象在术中时有发生,那是因为麻醉医师给你实施了局部麻醉。局部麻醉就是使痛觉消失,其他感觉如触觉、温度感仍然存在,患者保持清醒的神志。

狭义的局部麻醉包括表面麻醉、局部浸润麻醉、区域麻醉、神经阻滞;广义的局部麻醉还包括蛛网膜下隙阻滞、硬膜外阻滞、骶管阻滞等。医师为患者动手术而施用局部麻醉,感觉神经阻滞后感觉和痛感消失,运动神经阻滞后产生肌肉松弛,交感神经阻滞后使内脏牵拉反应减轻。在手术中患者感受不到疼痛,但能感到手术刀与人体的接触。这是正常现象,如果因此让你担忧,麻醉医师也会在术中给你使用静脉辅助药,起到镇静,催眠的作用,产生顺应性遗忘。这样,手术室发生什么事情都不记得了!

44. 为什么手术后容易发生恶心、呕吐

不管全身麻醉还是半身麻醉术后恶心呕吐是常见现象,是手术后最常见的麻醉并发症。恶心是一种想吐或即将呕吐的感觉体验,呕吐则是上消化道内容物从口腔内强力排出的过程,常伴有恶心。尽管这都是机体为减轻消化道遭受损害的正常生理反射,但由于其伴随的感觉使人难以忍受,并且还会产生严重的并发症甚至死亡。尽管麻醉科医师术中常规给予止吐药物,并对恶心呕吐发生的高危患者尽量多采用静脉麻醉而少用吸入麻醉药物。但是发生恶心呕吐的比率还是有20%～30%。引起恶心呕吐的原因是多方面的,包括麻醉药物、手术种类、术后镇痛以及患者本身的原因。医学专家已归纳了4种术后恶心呕吐的危险因素。①患者因素:年轻、女性,特别是手术日来月经或在妊娠3个月内、肥胖、既往有术后呕吐史等。②麻醉技术因素:全身麻醉、术中使用阿片类药

物或吸入药物。③外科手术因素：小儿斜视手术、腹腔镜手术、耳外科手术、睾丸固定术、扁桃体切除术。④术后因素：术后伤口疼痛、低血压和术后镇痛。

一旦发生恶心、呕吐，应将脸侧向一边，预防反流误吸应及时清理呕吐物，擦净口角、面颊和颈部，通知医师针对原因处理。

术后除了容易发生恶心、呕吐外，还有几种大家比较关心的并发症，现逐一介绍。

1) 头痛

（1）原因：麻醉引起头痛较常见，多发生在麻醉后 1～3 天。特点：坐立时加剧，平卧时减轻，疼痛性质多属胀痛钝痛，以枕额部明显，轻者 3～4 天，重者持续 1 周或数周。头痛原因是多次穿刺或穿刺针太粗，使穿刺针孔较大，脑脊液不断从针孔漏入硬膜外腔致颅压下降，颅内血管扩张而引起血管性头痛。因此，采取选细穿刺针，穿刺技术熟练，麻醉后常规去枕平卧 6～8 小时等措施可预防头痛发生。

（2）处理：出现头痛的患者应多休息，多与人聊天分散注意力，去枕平卧，输液补充体液，使用镇痛药或针剂。

2) 尿潴溜

麻醉引起尿潴溜也较常见，由于骶神经阻滞后恢复较慢，膀胱逼尿肌张力不能排尿，下腹部或会阴部肛门手术后伤口疼痛及患者不习惯床上排尿所致,可采用针灸,下腹部热敷,温水坐浴诱导排尿,必要时导尿。

3) 皮肤瘙痒

麻醉引发过敏反应最常见的有皮肤瘙痒和荨麻疹等。不要去抓瘙痒的皮肤,越抓越痒,症状轻者不久就会自行消失,重者请医师对症状进行处理。麻醉前如实交代过敏史和配合进行药物过敏试验以预防发生过敏反应。

45. 为什么手术前不能吃饭喝水

很多患者和患者家属对于手术前不能吃饭和喝水不理解,也不明白,部分患者和家长生怕委屈了自己和孩子,甚至有的人认为在手术前要吃得饱饱的,才能更好地"耐受手术","饿着肚子手术是会受不了的"。因此,有时由于患者或家属不听医师的劝告或忘记了护士的嘱咐而在手术前吃东西,而不得不停止这次手术,择期再做。

胃肠道的准备是术前准备的重要组成部分,这主要是为了防止在麻醉或手术过程中出现呕吐反应而引起窒息或吸入性肺炎。而这种呕吐反应在麻醉过程中,特别在气管插管、吸痰管吸痰及拔出导管时可能随时发生,因为一些麻醉药物减弱人体正常的保护性反射。例如,肺对胃内容物有保护性咳嗽反射,防止它们进入肺内,但是麻醉以后,这些反射消失了。而胃酸对肺的刺激非常大,一旦进入肺内常引发吸入性肺炎,可导致呼吸衰竭,危及生命。如果进食或大量饮水后进行麻醉手术,则胃内容物还没有消化进入肠道即可反呕出来,不仅会影响手术的正常进行,还可能造成严重的并发症,威胁患者的生命安全。

那么手术前从什么时候开始不能吃饭、喝水呢?这取决于手术的部位、种类、大小及患者的年龄、一般状况等。一般的外科手术术前 12 小时都应禁止饮食,4 小时开始禁止饮水。对于普通的外科手术,常规要求成人在术前一日晚饭后开始禁食,清洁灌肠后,可于睡前饮 250～500ml 白开水或糖水,但千万不可再食用其他任何高营养饮料或固体食物。在此需要强调的是,奶类食物不属于饮料,而属于固体食物,因为其在胃内需较长时间才能被消化。手术当日若为第一台手术,早晨起床后不要喝水或吃任何食物;若为接台手术,可于术前 4 小时以前饮少量白开水或糖水。对于小儿患者常规术前 6 小时禁止饮食(包括奶类食物),3 小时开始禁止饮水,至于具体的禁食注意事项还应严格遵照医嘱。

46. 什么是反流误吸

反流是指由于贲门松弛或胃内压力过高等原因,胃内容物逆流到咽喉腔的现象。误吸是指由于患者咽喉反射迟钝或消失，胃内容物进入气道，造成气道阻塞或吸入性肺炎。麻醉下反流较呕吐更常见，并且不易被发现，更易发生误吸，最常见于麻醉诱导和苏醒期以及牵拉腹腔脏器时。表现为呕吐、反流、气道内吸引出胃内容物；缺氧、发绀，用一般原因不能解释的乏氧及高碳酸血症；吸入性肺炎。当胃液内酸碱度（pH）<2.5、误吸量超过 25ml 时更为严重，表现为呼吸困难，呼吸急促，可闻及弥散性哮鸣音和湿性啰音；喉痉挛，支气管痉挛；通气不足，气道梗阻；肺水肿，急性呼吸窘迫综合征；血压下降，甚至心跳骤停。

出现反流误吸的病因有药物作用（抗胆碱药，麻醉性镇痛药，硫喷妥钠和恩氟烷等）；面罩加压给氧，气体进入胃内，腹腔内压力过高；妊娠，饱胃急症，消化道梗阻如幽门梗阻、肠梗阻等；术前放置胃管；手术操作牵拉胃肠道；低血压等。

其实误吸应重在预防，最重要的是识别高危患者。患者术前应充分禁食（择期手术成人应禁食 6～8 小时，小儿禁食 4～6 小时）以保证胃的排空；对于饱胃患者术前采取一定的引流措施，尽量将胃内容物吸尽。

47. 剖宫产需要什么麻醉

目前剖宫产的麻醉比较主张采用腰麻。

剖宫产的麻醉方法包括椎管内麻醉和全身麻醉。全身麻醉,一般剖宫产手术不采用,适用于一般局部的组织麻醉很多都是采用硬膜外麻醉,硬膜外麻醉的优点是对血压影响比较小,而且它可以无限制地延长时间。把硬膜外导管插到硬膜外,手术如果没有完,可以持续给药。还有就是腰麻,把麻药打在脊髓腔里面,腰麻起效快,药打进去,手术就开始了。它的缺点是一次性给药,再延长时间,就没法加药了。新式剖宫产手术时间很短,如果一个麻醉就要用 15 分钟、20 分钟的话,和手术时间差不多长。因此就把腰麻和硬膜外麻的两个优点结合起来,就是"腰硬联合麻醉"。至于操作方面它用一个特质的穿刺针,这个针特别巧妙,第一个穿刺点就是在蛛网膜下隙,还有一个是在脊髓腔里,它可以把麻药打在脊髓腔里面,然后再把管摆在硬膜外。这样一下就能起效,马上就可以做手术,然后如果做手术需要延长时间,可在硬膜外管里再往里注射药物,所以这个麻醉是比较好的。留着硬膜外导管还可以做术后硬膜外镇痛泵,镇痛效果好,药物只作用于硬膜外,不影响全身,妈妈哺乳更放心!

48. 孕妇怀孕 8 个月,需要在近期施行阑尾切除术,可以施行麻醉吗,对胎儿有影响吗

怀孕晚期进行手术麻醉对医护人员最大的挑战在于:如何避免胎儿缺氧窒息或早产的发生。患者及家属,清楚认识手术麻醉的必要与风险;而手术期间医护人员也会积极地进行胎心

监视与采取适当的孕妇安胎措施。

怀孕期间的手术麻醉的一些原则：①选择性的手术最好能延至生产过后的一段时间再进行。②怀孕初期有畸胎和流产的疑虑，后期有胎儿缺氧窒息和早产的风险，怀孕中期则是相对安全的阶段。③半身麻醉的选择优先于全身麻醉。④孕妇的安全为第一考虑。

麻醉药物本身是否会对胎儿有不良影响呢？在动物试验中，有报告显示长时间或连续多日接受吸入性麻醉剂会导致畸胎，人体的研究至今还没有很明显的支持证据。一般认为，怀孕早期使用治疗剂量下的麻醉药物还算安全。至于怀孕中、后期，孕妇如果接受手术麻醉，某些麻醉药物可经由胎盘循环进入胎儿体内，造成一人"麻"，两人"醉"。麻醉医师在手术中除了会小心调整药物剂量外，也会留意氧气的输送，避免胎儿缺氧。

对于上述的问题，应根据产妇的实际情况，给予硬膜外麻醉，确保良好的麻醉效果，术中减少对子宫的刺激。当然，怀孕期间孕妇的状况千变万化，临床上还是需要依个案来考虑。成功的危机处理，有赖麻醉医师、产科医师、孕妇及其家属间充分的沟通与配合。

49. 什么是无痛人流，无痛人流真的不痛吗

无痛人工流产手术是指麻醉医师对孕妇实施全身麻醉下，

妇科医师进行的人工流产术,这需要专业的麻醉科医师配合完成手术,就是在吸宫流产手术的基础上,加上静脉全身麻醉,手术中没有痛感。麻醉医师通过静脉注射全身麻醉药。约 30 秒可进入睡眠状态,手术医师开始进行人流术,在孕妇毫无知觉的情况下,经过大约 3 分钟,便可完成手术,整个手术过程仅需3～5 分钟。孕妇在手术后意识完全恢复,30 分钟后即能自行离院。药物排泄快,无任何后遗症。

无痛人流麻醉镇痛方法有以下几种:

(1)全身用药:通过口服、肌内或静脉注射镇静镇痛药物可以缓解患者的精神紧张,提高痛阈,减轻人流不良反应。

(2)局部麻醉:人工流产可应用表面麻醉或宫颈旁阻滞麻醉。

(3)全麻:由于手术特点,以全麻方式提供人流镇痛要求选用起效快、苏醒快、镇痛效果好、醒后无不良后遗作用的麻醉药物。

(4)硬膜外阻滞:麻醉平面足够手术需要,能完全消除术中疼痛,获得满意的麻醉效果,但因操作技术要求高,有发生并发症的危险,而且麻醉恢复时间长,不适用于门诊人工流产手术,一般仅适用于住院条件下的特殊病例,现在较少采用。

目前无痛人流通常采用静脉全身麻醉等方法,让意外妊娠者在无任何痛苦的状态下接受手术,几分钟内安全彻底地完成手术,醒来后也没有痛苦感觉。

50. 什么是无痛胃肠镜检查

相信许多人一听到"做胃镜"这三个字就会感到恐惧。做胃肠镜给人留下的感觉就是痛苦与恶心。传统胃肠镜检查,时间长、痛苦多、往往恶心、呕吐、腹痛,给胃肠镜检查带来困难,或者患者一听到胃肠检查就恐惧或拒绝检查。据有关资料显示在已接受胃肠镜检查和治疗的患者中,约半数人不愿意再接受检查,1/3 以上的人有恐惧心理,使病情得不到及时检查而延误诊断及治疗,造成终身遗憾。无痛胃肠镜相对于一般胃肠镜而言,是指在做胃肠镜检查前,先由麻醉医师对患者实施麻醉,这样可以减少检查时间,减轻患者痛苦。

无痛胃肠镜检查诊疗术注意事项:

(1) 检查前 2 周避免吸烟,以免检查时因咳嗽影响插管。

(2) 要有成人亲友陪伴,术前取下假牙。

(3) 检查前一天晚饭后不应再吃东西,检查当天早晨不应再喝水。

(4) 告知医师您的既往病史及药物过敏史。

(5) 检查后 3 小时内需有人陪护。

(6) 检查后 8 小时内禁食辛辣食物,不能饮酒。

(7) 检查后 8 小时内不得驾驶机动车辆、进行机械操作和从事高空作业,以防发生意外。

（8）检查后 8 小时内最好不要做需要精算和逻辑分析的工作。

无痛胃肠镜检查具有以下四大优势：

（1）无痛苦：患者在检查、治疗过程中无任何不舒服，对精神紧张的患者、对胃肠镜检查恐惧的患者，无痛胃肠镜检查是您的理想选择。

（2）创伤小：在无痛性电子胃肠镜下，对消化道出血、息肉、溃疡狭窄还可以进行多项微创治疗，让患者免于手术开刀之苦。

（3）时间短：排除检查前的预备时间，从检查开始，几分钟内即可完成。

（4）更精确：电子胃肠镜拥有目前其他检查手段无法代替的优势，尤其是一些微小病变甚至黏膜层的病变，均可明确诊断。由于患者检查过程无痛苦，能够完全配合检查，从而可以使医师有更多的时间去观察细微的病变，更进一步增加了诊断的准确性。

51. 做完无痛人流后，患者感觉自己做了个很奇怪的梦，这是怎么回事

有不少患者在完成无痛人流醒来后含蓄地对医师说自己"好舒服，做了个美梦"。还有一个例子，一患者实施全麻做完无痛人流后，醒来后竟告医师非礼她！这一无端的投诉令一

直在场的多名男医师和女护士啼笑皆非,最后幸有无利益相关的第三方作证才平息了这场纠纷。但女患者还是不明白在手术过程中,自己何以会觉得有人抚摸她的乳房从而产生愉悦感?

这其实是丙泊酚惹的祸!自从丙泊酚应用于麻醉以来就一直有引发性幻觉的相关报道。特别是使用丙泊酚这种全麻药之后,患者意识恢复非常快,而且很多人从麻醉中醒过来后都有特别的欣快感,术中都会做些美好的梦,部分患者会出现性幻觉,如被人抚摸、亲吻,甚至幻觉和人做爱等。有少数患者在醒来后仍会出现莫名其妙的多情行为,也有些极端的患者会怀疑是否在睡着时被医师骚扰了而引起纠纷。因此,建议在镇静过程和镇静之后的一段时间内,最好有女性医务人员或患者的家属在旁边,以免引起不必要的误会。

52. 做完无痛胃镜检查后,为什么不能驾驶车辆

患者做完无痛胃镜检查千万不要开车。据不完全统计,无痛胃肠镜,术后完全遗忘占 30％左右,部分遗忘占 40％左右,完全遗忘者术后对整个胃肠镜检查过程完全没有记忆,大部分患者术中及术后自我感觉良好,因此无痛胃镜广受患者欢迎,预约无痛胃肠镜检查者越来越多。

无痛胃镜是通过使用药物引起中枢抑制,从而使患者安静、

不焦虑、遗忘、行动迟缓;它可提高患者的耐受力,降低应激反应,所以建议在做完无痛胃镜至少 3 小时之内不要开车。

53. 什么是无痛分娩,如何进行无痛分娩

无痛分娩在国外已经是常规分娩的形式。无痛分娩是在指维护产妇及胎儿安全的原则下,通过正确用药,不影响子宫规律性收缩,又可阻断分娩时的痛觉神经传递,从而达到避免或减轻分娩痛苦的目的。它让准妈妈们不再经历疼痛的折磨,它能减少分娩时的恐惧和产后的疲倦。它让产妇在时间最长的第一产程得到休息,当宫口开全该用力时,因积攒了体力而有足够力量完成分娩。

无痛分娩的过程是医师和产妇一起参与并共同制定计划的,有利于医师和产妇的沟通;还能使医师及护理人员更多关注产妇的变化,如果母体或胎儿一旦发生异常,就可以及早被发现而得到及时治疗。常用的麻醉方式为椎管内阻滞镇痛,包括硬膜外阻滞和腰麻—硬膜外联合阻滞等。方法是当宫口开到 3 厘米,产妇对疼痛的忍耐达到极限时,麻醉医师在产妇的腰部将低浓度的局麻药注入到蛛网膜下隙或硬膜外腔。熟练的麻醉科医师只要用 5~10 分钟的时间即可完成麻醉操作过程。采用间断注药或用输注泵自动持续给药,达到镇痛的效果,镇痛可维持到分娩结束。麻醉药的浓度大约相当于剖宫产麻醉时的 1/5,浓

度较低,镇痛起效快,可控性强,安全性高。这种无痛分娩是目前各大医院运用最广泛、效果比较理想的一种。整个过程产妇一直处于清醒的状态,能主动配合,积极参与整个分娩过程。有条件的甚至能够下床走动,产妇可以比较舒适、清晰地感受新生命到来的喜悦。

54. 无痛分娩有什么优点

技术成熟的无痛分娩虽然在中国还是一项新鲜事物,但是在国外已经应用得很普遍了,准妈妈可以放心享用无痛分娩,这是一项简单易行、安全成熟的技术。

(1)安全:无痛分娩采用硬膜外麻醉,医师在分娩妈妈的腰部硬膜外腔放置药管,这药管中麻醉药的浓度大约相当于剖宫产的1/5,即淡淡的麻药,是很安全的。

(2)方便:当宫口开到3厘米时通过已经放置的药管给药,分娩妈妈带着药管可以到处活动,因此很方便。

(3)药效持久:大约在给药10分钟后,分娩的妈妈就感觉不到宫缩的强烈阵痛了,能感觉到的疼痛就好似是来月经时轻微的腹痛。医师打一次药,药效大约持续一个半小时,甚至更长,待有了疼痛感觉后继续打药,如此往复,直至分娩结束。

(4)适合人群广:大多数分娩妈妈都适合于无痛分娩,但是如有妊娠合并心脏病、药物过敏、腰部有外伤史的准妈妈应向医师咨询，由医师来决定是否可以实施无痛分娩。

(5) 不用进手术室：无痛分娩的全过程是由麻醉医师和妇产科医师合作完成的，正常的无痛分娩在产房中即可进行，无须进手术室。总之，以止痛为目的的无痛分娩可以令分娩妈妈十分满意，至于是否采用还是由准妈妈自己决定吧！

55. 哪些人可以实施无痛分娩

了解了无痛分娩后，相信准备做妈妈的您一定跃跃欲试了。但是无痛分娩虽好，却并不是人人都适合的。无痛分娩的适应人群虽然很广，不过还是须在妇产科和麻醉科医师认真检查后才能确定是否可以采取这种分娩方式。有阴道分娩禁忌证、麻醉禁忌证的人就不可以采用这种方法。如果是有凝血功能异常，那么就绝对不可以使用这种方法了。

绝大多数产妇均可使用无痛分娩，但是如有一些产科急症、背部受伤或感染、腰椎畸型或曾经手术过、产前出血、休克及妊娠并发心脏病、药物过敏方面有问题的产妇不适合实施无痛分娩。特殊情况应向医师咨询，由医师来决定是否可以实施无痛分娩。有以下情况者尤其适合无痛分娩：特别怕痛的初产妇；宫缩强烈导致严重产痛者；合并妊娠高血压综合征、糖尿病、心脏病、肾脏病或呼吸道疾病的产妇。

56. 为什么要做术前检查

患者在手术前做适当检查不仅是必要的,也是有好处的,包括重要脏器功能和某些传染病的检查。

首先,要确定患者的身体是否能经受得住手术。这就需要对患者肝脏、肾脏、心脏、肺脏等重要脏器的功能进行检查评估,项目包括血液、超声、影像及心电图检查等。

其次,手术前病毒性肝炎、艾滋病及梅毒等传染病的检查也是必不可少的。手术本身是一个有创过程,如果消毒隔离措施不严格,可能会出现各种各样的感染,包括细菌和病毒等病原微生物的感染。此外,手术过程中可能会有意想不到的情况出现,因术中失血过多或术后创口愈合不良,可能需要在术中或术后输注血制品。经创口或输入血液制品引起传播的常见疾病有病毒性肝炎、艾滋病、梅毒等。如果术前没有进行病毒性肝炎、艾滋病、梅毒以及 EB 病毒和巨噬细胞病毒感染的检查,而术后发现患有上述疾病,就会难以分清责任。因为上述传染病在一定时期内可以无明显症状,不被人所发现,所以往往难以确定感染时间,从而引起不必要的医疗纠纷。术前检测有无传染病,是对患者负责的行为,这不仅可以减少不必要的医疗纠纷,也有助于治疗。

再次,明确患者术前病毒性肝炎、艾滋病及梅毒的感染情况,可以提醒医务人员高度重视,避免自身感染或环境污染。所以,这也是医务人员自身安全保障和对其他患者提供安全就医条件的需要。

术前医师要和患者商量好,把检查的项目和意义给患者及家属交代清楚,这样可以避免产生一些误会。

57. 为什么要拍胸部 X 片,X 线对人体有危害吗

胸片检查是手术前的一项常规检查,只是为了发现一些可能存在的问题,比如说结核、肺炎之类的,从而综合评估手术的合适时机(假如有肺炎,需要抗炎治疗)。考虑到有外伤因素,因此拍胸片的目的有两条:①明确肺部有无肺炎、肺气肿、肺大疱等引起肺功能下降的疾病,排除手术相关禁忌证。②排除胸部有无肋骨骨折、气胸等情况。

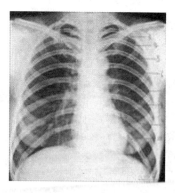

据联合国原子辐射效应科学委员会最新报告,医疗照射已成为公众所受电离辐射照射的最大人工来源。牛津大学和英国癌症研究中心的科学家在对 15 个国家的统计数据进行分析后发现,英国每年诊断出的癌症病例中有 0.6%

是由 X 线检查所致。在 X 线和 CT 检查更为普遍的日本,每年新增癌症病例中有 3.2% 是由这两种检查造成的。

　　X 线对生物细胞有一定的杀伤破坏作用,所以人体受到 X 线照射后,会产生一定的生理学反应。过量照射后,还会造成组织破坏,影响生理功能,甚至会引起生命危险。但适量的照射,并不会影响人体的健康。医务人员做检查时,对 X 线透视和摄影所用剂量是很小的,仅限在安全剂量之内。医师如需重复摄影或透视,也会考虑延长检查间隔时间。尤其是偶然做一次胸部透视,做一次胃肠道检查,拍一张骨骼 X 线片或作一次血管造影,都不会引起什么不良反应。同时,为了加强保护,无论是在检查或治疗时,医师会在不必要照射的部位,特别是敏感组织部位,都用铅板或含铅橡皮加以遮盖,并且尽可能缩短曝光时间。所以,医用 X 线给人们检查和治疗时,可以不必有什么顾虑。

　　孕妇如果过多地接受 X 线,容易造成胎儿智力低下或小头症,导致出生后癌症的发病率增高。儿童受到照射容易诱发甲状腺疾病,如果直接照射下腹部和性腺,容易造成成年后不孕不育。而成年人过多接受 X 线检查,会造成造血功能障碍,诱发白血病等恶性疾病。由辐射诱发的放射性白内障等一类放射性疾病属于确定性效应,只有射线剂量在体内累积到一定程度后才会发生。而随机性效应则不然,很可能一次照射就会发生疾病,受照剂量越多诱发疾病的概率越大。射线诱发癌症就是一种随机效应。可见不必要的照射会增加辐射诱发癌症的风险。

成年人一年可接受的 X 线照射量为 5msV，胸透一次的照射量约为 2.5msV，而 CT 每次的照射量约 30msV。所以建议一个成年人 X 线照射每年最好不要超过一次，17 岁以下的青少年常规体检不能照 X 线。我国 X 线检查卫生防护标准也明确规定，在做 X 线诊断时应首选拍片，因为拍片的辐射剂量小于透视。

58. 为什么术前要做心电图检查

麻醉、手术是有一定风险的，检查心电图是为了让医师在手术前全面了解患者的身体情况，做心电图检查是用以防止手术过程中发生特殊情况，是为了保证整个手术麻醉过程中的安全。

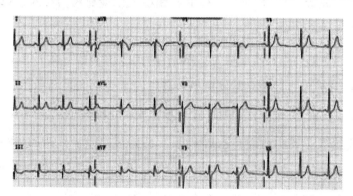

心电图检查用于对各种心律失常、心房、心室肥大、心肌梗死、心律失常、心肌缺血、电解质紊乱（对血钾不正常变化有快速直视

的临床参考意义)、心衰等病症,可用于床边 24 小时监视患者心脏功能。

做心电图检查必须注意的几个事项:

(1) 过去做过心电图的,应把以往报告或记录交给医师。如正在服用洋地黄、钾盐、钙类及抗心律失常药物,应告诉医师。

(2) 检查时要睡平,全身肌肉放松,平稳呼吸,保持安静,切勿讲话或移动体位。

(3) 检查前不能饱饮、饱食、吃冷饮和吸烟,需要平静休息 20 分钟。

(4) 检查时,如涂有电极膏,检查完毕可用卫生纸擦掉。

根据病情若需作心电图运动试验,还须注意以下几点:

(1) 进餐前后 1 小时,不宜做运动试验。

(2) 进行性或新近发作心绞痛、急性心肌梗死后 1 年内、充血性心力衰竭、严重高血压、左心室肥大、左束支传导阻滞、预激综合征、休息时也有明显心肌缺血、年老体弱、行动不便等均禁忌做运动试验;

(3) 如在运动试验中,患者发生心绞痛或冷汗不止,应立即停止,并请医师及时处理。

59. 有些人全身麻醉醒来后会很难受,这是什么原因引起的

全身麻醉结束后,患者一般可在短时间内唤醒,但也可出现

意识不清、嗜睡、定向模糊、甚至烦躁不安等。全麻术后烦躁的原因很多，如缺氧、尿路刺激、模糊记忆、镇痛不足、肌松药残留、被侵入感（例如，患者意识恢复后发现自己嘴巴里有根气管导管等）、有特殊用药史、代谢异常、心理因素等。

全麻术后患者烦躁的原因分析：

（1）药物相互作用：术中患者用药较多，常会产生不可预知的相互作用，导致烦躁、激动和意识紊乱。这些药物包括苯二氮䓬炎、阿片类、吸入性麻醉药、抗胆碱药、抗生素、肌松药，它们可能产生未知的相互作用导致难以预计的后果，老年患者尤其表现得明显。

（2）内环境变化：缺氧，当氧分压（PO_2）$<60mmHg$ 有助于激动的发生；低血压也会导致激动，与低灌注引起的脑损伤有关；低血糖会导致严重的激动；尿液中重金属含量的升高，如铅、汞和锰也被证实是患者产生激动的重要原因；吸烟者可能因为尼古丁缺乏而产生激动。

（3）机械性刺激：气管导管、口咽通气道的放置，尿管的刺激等。

（4）疼痛的刺激：麻醉前麻醉医师会和患者沟通，并告之患者麻醉复苏时的不适感，导尿刺激等都是正常现象，不必太恐慌和紧张。发生烦躁后要及时通知医师，消除引起躁动的因素，给予一定的处理措施，可变动体位，必要时适当应用镇痛药和镇静药，同时防止因躁动引起的自身伤害，如从床上坠落等。

60. 为什么手术后要进麻醉恢复室

麻醉恢复室是一间很大的病房,手术后患者的推床依次排放,每位患者的身边都有监视器,医护人员可以同时监看数个患者每一分每一秒的变化。

为什么手术后要进恢复室呢?患者在刚动完手术的这一段时间里,是很有可能发生一些问题的,所以医护人员会为患者设置许多监看的仪器,目的是为了让医护人员彻底了解患者术后的各种状况,如果发生任何不正常的变化时能及时处理。所以恢复室的仪器,都是能立即显现患者生命征象的设备:包括心电图、血压计、体温计及脉搏血氧浓度计等。当然最重要的,还有经验丰富的麻醉医师与受过特别训练的麻醉护理人员,为患者做最完善的处理。总而言之,术后患者在恢复室要获得最好的照顾,必须靠麻醉科医师、外科医师以及其他医护人员通力配合,才能在手术后确实掌握患者情况,给患者最适当的处置。

在恢复室有些患者因术后疼痛而烦躁不安,有些患者因怕痛而不敢呼吸以至于造成不必要的呼吸抑制。此时,医护人员会考虑给患者止痛药。如果患者很清醒,疼痛严重时,医师亦会考虑给予镇痛泵或者止痛药物治疗。

当患者意识清醒,能够清楚地知道人、事、时、地,也能保持呼吸通畅,体温、呼吸频率、心跳速率、血压、脉搏血氧浓度均正常,没有明显的手术并发症,才能离开恢复室到普通的病房。如有特殊情况需送到重症监护室(ICU)继续观察治疗。

61. 有些患者手术后为什么要进重症监护室(ICU)

重症加强护理病房即 ICU(intensive care unit 的缩写)。重症医学监护是随着医疗护理专业的发展、新型医疗设备的诞生和医院管理体制的改进而出现的一种集现代化医疗护理技术为一体的医疗组织管理形式。ICU 把危重患者集中起来,在人力、物力和技术上给予最佳保障,以期得到良好的救治效果。ICU 设有中心监护站,直接观察所有监护的病床。每个病床占面积较宽,床位间用玻璃或布帘相隔。ICU 的设备必须配有床边监护仪、中心监护仪、多功能呼吸治疗机、麻醉机、心电图机、除颤仪、起搏器、输液泵、微量注射器、气管插管及气管切开所需急救器材。在条件较好的医院,还配有血气分析仪、脑电图机、B超机、床旁X线机、血液透析器、动脉内气囊反搏器、血尿常规分析仪、血液生化分析仪等。

ICU 主要收治对象是:①严重创伤、大手术后及必须对生命指标进行连续严密监测和支持者。②需要进行心肺复苏者。

③某个脏器(包括心、脑、肺、肝、肾)功能衰竭或多脏器衰竭者。④重症休克、败血症及中毒患者。⑤脏器移植前后需监护和加强治疗者,病情好转后,又转回普通病房。

一部分重症患者或者是大手术患者手术后没有送入麻醉恢复室,而是送入 ICU。手术后把患者送到重症监护病房是为了患者的安全着想,有利于患者更好地康复。ICU 作为医院的重症患者治疗场所,集中了医院重症监护方面的专家及先进的设备,一般不接受常规的手术患者。进入 ICU 的患者一般是经历了对全身扰乱较大的手术,如心肺重要脏器移植手术,术后生命体征不稳,需要进一步监护的;患者手术后不能脱离呼吸机自主呼吸的患者;严重的创伤患者,病情随时发生变化,可能随时需要再次手术的患者等。还有部分患者需要进行较为严密的监护,而病房的监测设备不能满足患者的要求。

62. 患者怎样配合医师度过麻醉期

麻醉与手术能否顺利进行,除了医务人员的技术水平和认真负责的工作精神外,患者的配合也十分重要,可从以下几个方面进行配合。

(1)要树立信心,相信医师,全身放松,消除紧张情绪。过分紧张,睡眠不好,可使手术当天血压波动,进而影响手术进程。

(2)要严格按照医师的嘱咐进行准备,对医师要讲实话。

尤其是全身麻醉手术前,是否吃了东西,是否发热,女性是否月经来潮,都应事先告诉医师,让医师考虑是否暂停手术,以免术后增加痛苦。

(3)进手术室前,要排空大小便,戴有活动假牙的患者,要取下假牙,以防麻醉插管时脱落,误入食管或呼吸道。有贵重物品,在进手术室前,交给病房护士或亲属保管,不要带到手术室去;进入手术室时,要按规定更换鞋子,戴上手术帽。

(4)不同的手术,不同的麻醉,所采取的体位不同。腰麻和硬脊膜外麻醉,是采取坐位或侧卧位进行操作的,手术时的体位应充分暴露手术区域,方便手术者操作。当医师和护士为您摆好体位后,不能随意移动或改变,如有不适或疼痛,可告诉医师,乱动会影响手术操作。

(5)有的手术要插导尿管或胃管,这些导管都会给您带来一些不适或痛苦,但要忍受,千万不能随意将导管拔出。

(6)非全身麻醉手术,患者在手术台上处于清醒状态,应安静闭目接受手术,不要随意和医护人员谈话,更不要胡乱猜疑医护人员的某些话,以免引起误会或枉背思想包袱。

63. 什么是体外循环,什么是低温麻醉

体外循环是指应用人工管道将人体大血管与人工心肺机连接,从静脉系统引出静脉血,并在体外进行氧合,再经血泵将氧

合血输回动脉系统的全过程,又称心肺转流,主要应用于心脏、大血管手术。

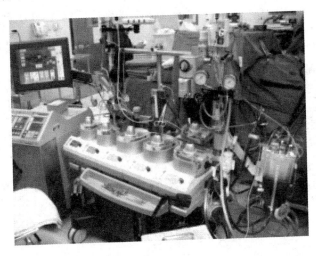

　　体外循环时,血液可以不经过心脏和肺而进行周身循环。心脏内因无血液流动,为外科医师提供了切开心脏进行直视手术的条件,这种方法可使心内操作时间大为延长。使一些复杂的心脏畸形的手术成为可能,但是必须具备一套性能良好、安全可靠的人工心肺装置。体外循环是心脏外科的一项重要手段,由血泵和人工肺构成,血泵的功能是在心脏停止跳动的时候,替代心脏泵的功能,能够维持血液的循环,将血从静脉引流回来再将血泵入动脉。人工肺是替代肺的功能,在心脏停跳时,血液不流经肺脏,起到气体交换的功能,排出二氧化碳,吸入氧气。现代的人工心肺机已具有非常高的技术标准和部分人工智能化的功能,具有精确的流量控制功能和数字化的运转监测功能,血液破坏的程度已减少到尽可能低的程度。

低温麻醉是指在全身麻醉中,用物理降温法将患者的体温下降到一定程度,使机体代谢率降低,提高组织对缺氧及阻断血流情况下的耐受能力,以适应复杂手术治疗需要的一种麻醉方法。脑手术和心血管手术,口腔颌面特大手术,如恶性肿瘤颅颌面联合切除术、双侧颈淋巴清扫术等涉及脑循环或脑代谢的手术,因治疗过程创伤较大,常采用低温麻醉。

64. 麻醉后的注意事项有哪些,手术后为什么腿脚仍会有麻木感

麻醉后须注意以下事项。

(1) 医护人员会送您至麻醉恢复室观察 30 分钟至 1 小时,家属可在手术室外的等候区稍候。

(2) 全身麻醉过程中,由于使用气管内插管,可能会有喉咙痛、声音沙哑等不舒服的感觉,经 2~3 天后会逐渐缓解。

(3) 椎管内麻醉后,在麻醉平面没有完全消退前,患者会感觉下肢麻木、乏力,此时不要太紧张,因为麻醉药物的作用还未完全消失。

(4) 麻醉后可能有头晕、恶心、呕吐的情形,症状会随麻醉药效消退而逐渐消失,医护人员会视情况给予止吐药物,若持续有头晕或无力感,请勿自行下床活动,以防止跌倒等意外发生。

（5）手术后常做深呼吸、咳嗽运动，并适时将痰咳出，减少术后并发症的产生。

（6）麻醉药效消退后，会感到疼痛，若疼痛非常剧烈，告诉医护人员，经综合衡量后决定是否予以镇痛措施。

（7）手术后，经医师同意后方可进食。

关于手术后腿脚麻木的问题，在手术中麻醉医师可能实施了椎管内麻醉，俗称半身麻醉。手术后经过麻醉医师评定您的身体状况达到回病房标准时将护送您回到病房。但此时距离半身麻醉的效果完全消失还是有一定的时间，一般1～2小时。所以您的腿脚还是会有麻木的感觉，如果手术后长时间仍感觉麻木和其他不适时请及时告知医师。同样，臂丛麻醉等周围神经阻滞麻醉后，也会出现手术侧肢体麻木的现象，也是由于麻醉药物的作用还未完全消失的原因。不同于椎管内麻醉的是，外周神经阻滞麻醉后麻木的时间要长一些。

65. 患者有心脏病，能施行麻醉吗

心脏病患者因心脏自行调节能力较弱，可能会因麻醉中的血压、心率变化引起严重的心功能改变。心脏病患者需要接受麻醉处理时，必须经心内科、麻醉科和外科医师综合评估，并尽可能地争取麻醉前的有效治疗。心脏病患者如患有其他系统疾病需要手术，能否经得住麻醉，主要根据患者的心功能、心脏结

构改变及心率等情况来决定。一般来说,心功能 1～2 级的患者可以接受一般的麻醉处理;心功能 3 级患者,在积极纠正心脏功能后,方可接受麻醉;对于心功能 4 级的患者,除非必需采用手术治疗,一般情况下不宜做麻醉处理。有心律紊乱的患者,如多源性室性早搏、严重的房室传导阻滞,则不宜立即进行麻醉,待进行特殊处理后方可进行。对于近 6 个月内曾发生过心肌梗死,或心绞痛反复发作,目前仍有心前区疼痛、憋气感的患者,麻醉风险较大。另外,心脏病患者的情绪直接对麻醉产生影响。心情平静、术前能充分休息的患者,麻醉并发症较少;相反,则有可能出现严重并发症。

66. 高血压患者可以施行麻醉吗

国际高血压协会给出的高血压定义:在未使用抗高血压药物的情形下,成人血压＞140/90mmHg,即为高血压。未控制的高血压是麻醉的危险因素之一。经过良好的血压控制,通过重要脏器功能的评估后,可以接受麻醉。

高血压是麻醉科医师经常遇到的问题之一,其中 90％～95％为原发性,其余为继发性。据报道中国高血压的患病率为11.26％,约有 1 亿多人患有高血压病且呈上升趋势。高血压患者术前一定要加以治疗和控制,因为当血压＜138/83mmHg时,术中心血管事件的发生明显减少。

如患者术前已确诊高血压,是否手术取决于高血压的程度和手术是否紧急。Ⅰ级和Ⅱ级高血压一般要先评估再手术,Ⅲ级高血压术前也应评估和治疗,但也要看手术的紧急程度。评估的项目有:①病史和家族史,目的是找出动脉硬化的证据包括冠脉或脑血管疾病、肾脏病、糖尿病及高脂血症等。②社会史,应着重吸烟、饮酒和咖啡因消耗量及使用违禁药等。③体格检查,应包括眼底镜检查。④评估靶器官功能不全或损害。⑤证实心血管的危险因素或伴随疾患。围手术期多数问题发生在未诊断高血压和未控制的高血压患者被推上手术台,以及因麻醉、手术诱发自主神经反射亢进的患者。

麻醉和手术的过程中,麻醉过浅(或阻滞不完善)、缺氧、二氧化碳蓄积,麻醉恢复期或拔除气管导管后等均容易引起血压升高。这些对于控制不佳的高血压患者来说,是比较危险的。所以说,高血压患者接受麻醉前要经过充分的评估。

67. 怎样才能平稳地控制血压

内科有好多血压控制方面的建议,在此引用一下心血管内科医师的建议,平稳地控制血压。

(1)个体化治疗,合理用药:常用的六大类降压药物如利尿剂、β受体阻滞剂、钙拮抗剂、α受体阻滞剂、血管紧张素转换酶抑制剂、血管紧张素Ⅱ受体阻滞剂,均可被选择为开始降压的药物,即一线降压药物,由于各类降压药物作用特点不同,故选用时应根据每个高血压患者的具体情况,如高血压的程度、心率、是否伴有糖尿病、尿蛋白、冠心病、心肌梗死和心衰等,因人而异。

(2)用药要达标:控制血压应以达标为主。有的患者高血压的诊断明确,用药可能也是规范的,但药没有达标,也就是没有进行最合理化的个体治疗。

(3)经常监测血压非常重要:监测血压有两种办法:一是自己在家监测,利用血压计、脉搏仪等进行血压和心率的监测;另一方面可以主动定期就医,让医务人员对血压进行监测,并及时做好记录。

(4)在治疗的全过程中,应该配合非药物的生活方式干预,也就是良好的生活习惯非常重要。注意合理膳食,控制每日钠盐的摄入(6克以下),适当活动,控制体重减少肥胖,戒烟戒酒等。

68. 医师让手术前不要喝水、吃东西,患者的高血压药是不是也要停掉

部分患有慢性病的患者需要急症手术或是内科治疗后需要进一步的外科手术治疗,有些药物是必须停药后才能施行手术,有些是不能随便停药的,或是需要改用其他药物的。那么手术

前抗高血压药能不能停呢?

手术前抗高血压药不应停药,并一直用至手术晨,但也要警惕长效缓释片如依那普利(悦宁定)等对麻醉中血压的联合影响,防止麻醉手术过程中引起血压下降。

为了防止麻醉的过程中患者反流误吸,医师的确要求手术前禁止喝水,但是服用抗高血压药物的一口水还是需要的,记住,是一口水。

69. 什么是"白大褂性高血压"

血压的高低不仅与心脏功能、血管阻力和血容量有关,而且还受患者神经、体液因素的影响。有些患者在诊室由医师测量血压时其血压值总是较高,而由护士测量血压时或在家测量血压时其血压值升高程度较小或平时在日常生活中血压基本正常,这种高血压称为"白大褂性高血压"。部分手术患者在病房测量血压正常,可是到了手术室以后,由于对手术室环境的陌生,心情紧张,也会导致"白大褂性高血压"。不过针对此类患者麻醉医师会给予一定的镇静药物,以区别于原发性高血压。

70. 糖尿病患者能接受手术麻醉吗

糖尿病在生活中是很常见的一种内科疾病。近年来随着经济的发展,人民群众生活水平的不断提高,糖尿病患病率也在快速地增长,每年死于糖尿病的患者数量也在上升。每 8 秒钟就有一人因糖尿病丧生,每年有 400 万人因糖尿病死亡,100 万人截肢、数百万经济收入和生产力的损失;糖尿病的发病不分年龄、无论贫富、不分国家;糖尿病已不容忽视,挽救生命,是人人享有的权力,而不是部分人的特权。所以,2011 年世界糖尿病日的口号是:应对糖尿病,立即行动!

1）糖尿病诊断标准

糖尿病诊断标准为:随机(一天中任意时间)血糖 $\geqslant$ 11.1mmol/L(200mg/dl),空腹(至少禁食 8 小时)血糖 $\geqslant$ 7.0mmol/L(126mg/dl)(原标准:7.8mmol/L(140mg/dl),使诊断的假阳性和假阴性率都降至最低。

2）糖尿病分型

(1)1 型:胰岛 β 细胞破坏,胰岛素绝对缺乏,需额外补充胰岛素。多发生在青少年。

(2)2 型:胰岛素抵抗为主伴胰岛素相对缺乏,或胰岛素分泌缺陷为主伴胰岛素抵抗。常见于老年人,60 岁以上发病较为普遍。

(3)3 型:特异性糖尿病。

(4)4 型:妊娠期糖尿病。

3）糖尿病患者围手术期心血管的危险因素

糖尿病不是麻醉的绝对禁忌证，只是此类患者的相关器官病变，增加了麻醉的风险。围手术期死亡率较非糖尿病患者增高 5 倍，麻醉风险与重要器官的病变程度关系密切，重要器官的病理改变是糖尿患者麻醉的主要危险因素，麻醉和手术可加重病情。病情严重或术前控制不满意的患者，可能发生糖尿病性酮症酸中毒、循环衰竭，甚至死亡。糖尿病患者围手术期心血管的危险因素，主要来自于三方面：

（1）与糖尿病有关的心血管病变：糖尿病所致的心血管疾病，包括冠心病、糖尿病性心脏病、高血压、心律失常。

（2）应激反应对心血管功能的扰乱：手术创伤可引起机体应激反应，而使血糖增高。急症、重要器官、失血量多、生理功能干扰剧烈的手术更甚。一般中、小手术血糖升高 1.1mmol/L（20mg/dl）左右，大手术血糖升高 3.3～4.4mmol/L（60～80mg/dl）。精神紧张、疼痛、出血、缺氧及二氧化碳蓄积等加重应激反应，带来一系列的心血管扰乱。

4）麻醉方法和麻醉药物对循环的抑制

全麻降低红细胞膜胰岛素受体的亲和力，对葡萄糖的利用能力下降，加重 2 型糖尿病患者的胰岛素抵抗，术中血糖升高；椎管内麻醉使交感-肾上腺系统受抑制，应激反应降低，对血糖影响小,交感神经阻滞范围大于感觉神经 2~6 个节段。机体将依靠减压反射维持血压。如果心交感神经同时被阻滞,心率减慢,血压不易维持。

由于糖尿病患者的病情特点,对围手术期的血糖控制提出了较高的要求。围手术期治疗的目的是防止血糖过升或过降,将其控制在相对合适的范围,防止蛋白质的过多分解,同时还要防止水与电解质的失衡。能做到这些,患者的病死率和并发症率,就能显著下降。为了达到上述目的,需要内分泌科、麻醉科、外科的通力协作。

71. 如何控制血糖

糖尿病如何平稳控制血糖?糖尿病患者把血糖控制在理想的范围内,几乎是所有的糖友共同的愿望。然而日常生活中的保健与运动也是糖友们长期关心的问题。那么,保持血糖稳定的方法有哪些呢?

1) 规律运动

运动是保持血糖稳定的关键措施,但多数人不以为然,认为只要是得了病就应该休息,但不知道通过适当的运动可以控制血糖。因为有规律的运动,不仅能增强体质,提高抗病能力,还可使肌肉组织和其他组织对胰岛素的敏感性增强,减轻糖尿病患者体内组织对胰岛素的对抗,增加对糖的利用,改善代谢,使血糖下降。所以糖尿病患者可适当地选择适合自己的运动项目来进行锻炼,如散步,慢跑,打太极拳等,最安全的是散步,每日早晚若能坚持30~40分钟的散步,持之以恒,将会对稳定血糖大有裨益。

2) 合理控制饮食

控制总热量,要根据患者的营养状况、体重、年龄、性别和体力活动情况来确定总热量,原则是使患者体重略低于或维持在标准体重范围内。老年人每日摄入热量在 6.28~7.53 兆焦(1500~1800 千卡),胖人宜减少到 5.02~6.28 兆焦(1 200~1 500 千卡)。粗杂粮中的糖类分解较缓慢,适于糖尿病患者。还应供给充足的优质蛋白质,每日可吃瘦肉类(包括鱼、蛋和大豆制品)150~200 克,牛乳 250 克。膳食纤维和维生素要充分:高纤维素食物能减缓碳水化合物的分解吸收,有利于平衡血糖。因进食量减少可引起维生素和微量元素供应不足,故宜多吃些新鲜蔬菜。水果类含果糖较多,血糖控制不佳时最好不要吃。可另外口服多种维生素和矿物质片来补充。另外要多喝水。

3) 严格戒烟戒酒

吸烟,饮酒可导致血糖不稳定,因为烟酒对降糖、降压、降脂药物均有干扰作用,使药效降低,同时又都有一定毒性,促使糖尿病并发症的发生发展。为此糖尿病患者必须戒烟戒酒，莫当儿戏。

4）正确治疗

糖尿病一是应注意早期治疗，越早越好。首先是早发现，尽量在糖耐量低减或空腹血糖受损阶段就发现异常，尽早采取干预措施，使之不发展成糖尿病；二要有坚持治疗的思想，糖尿病只要把血糖控制在正常范围，就能和正常人一样工作学习，但不能随便停药；三要到医院接受正规治疗，千万不能道听途说；四是要进行综合治疗。

糖尿病不是单纯依靠药物所能控制的，必须坚持合理饮食控制，进行规律的有氧运动，情绪的自我调控，定时定量服药，定期检测血糖、血压、血脂，使之保持正常的水平。

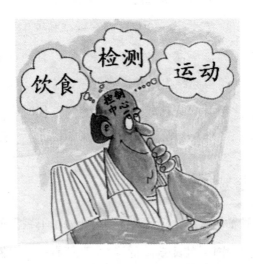

72. 为什么会出现血糖不稳定

随着现在人们生活水平的不断提高,饮食习惯也在发生着巨大的变化,糖尿病也在悄悄地盯上了现代人。人们都知道糖尿病患者最大的难题就是把血糖控制在正常范围内,可是很多情况下血糖并不是那么听话。血糖不稳定怎么办呢?内分泌科的专业人士分析认为主要是糖尿病患者平时在降糖上存在误区。

1) 血糖不稳定误区一:光吃药不复查

有的患者一直坚持吃药,结果还是出现了并发症,主要原因就是未定期复查。血糖化验结果是选择药物和调整药量的重要依据。许多磺脲类降糖药,药效随时间推移逐渐下降(降糖药物继发性失效),如患者不注意定期复查,出现药物继发性失效,实际上形同未治。

2) 血糖不稳定误区二:从众心理,不信医师信病友

别人用什么药效果好,自己就用什么药,而且越贵越好,对血糖监测根本就不当回事。正确的做法是:糖尿病用药强调个体化,根据自己的血糖水平等指标进行综合评估后,选用适合自己病情的药物,别人用药效果好未必适合您。

3）血糖不稳定误区三:完全凭自我感觉或尿糖检测调整用药

一些患者仅凭自我感觉良好、尿糖指标不高就认为药用得很好。其实血糖高低与自觉症状轻重或尿糖多少并不完全一致。有时血糖很高,却没有自觉症状,甚至尿糖也可以不高(见于肾糖阈增高的患者)。因此,必须根据血糖结果评估糖尿病控制情况。

73. 女性患者住院期间来月经了,能接受麻醉和手术吗

经期妇女常有纤溶亢进,可能会继发术中或术后出血过多,所以在月经期手术或拔牙有可能造成出血量较多;经期妇女由于激素水平低下,其应激与抗病能力均下降,可能增加术后感染率;女性激素的急剧变化可能导致经期妇女自主神经功能的调节作用失常,不利于循环系统功能保持稳定等。总的说来,月经期间患者未处在心理和身体最佳阶段。还有很多手术是要导尿的,月经期间导尿也会增加感染的机会。

对于急症手术,考虑到病情的变化和时间的紧迫性,可立即施行麻醉、手术。对于限期手术,或是预计月经期和手术时间有冲突的,也可以采取注射黄体酮的办法使月经期推后。但是注

射的办法不是适合所有的患者,同时也带来了一定的风险,需要医师权衡利弊后综合考虑是否需要人为地干预生理周期。

74. 长期饮酒,是不是应该告诉麻醉医师

研究表明,酒精中的乙醇对肝脏的伤害是最直接,也是最大的。它能使肝细胞发生变性和坏死,一次大量饮酒,会杀伤大量的肝细胞,引起氨基转移酶急剧升高;如果长期饮酒,还容易导致酒精性脂肪肝、酒精性肝炎,甚至酒精性肝硬化。长期饮酒者脑细胞死亡速度会越发加快,脑萎缩也会越来越严重。伴随脑血流量的减少,脑内葡萄糖代谢率、脑神经细胞活性均减低,大脑功能随之衰退,临床上表现为痴呆。

如果是长期酗酒的患者,可能对某些麻醉药物的需求量更大,也就是需要较大剂量的麻醉剂才能达到效果。酗酒患者常常不容易被麻醉,但是一旦被麻醉后,却不容易恢复。因为药物的半衰期会因为酒精而延长,同时药物在刚开始时的需要量稍微增加,但其作用时间延长。还有,某些麻醉药物与酒精或其他中枢神经系统抑制剂同时应用时,可增强中枢神经系统的抑制作用,表现为呼吸抑制、血压降低、麻醉复苏延长等。

长期饮酒的患者,在手术、麻醉前一定要详细地告诉医师,医师要复查肝肾功能情况,了解脏器功能受损情况,以便于医师制订一个严格的个体化的麻醉方案。

75. 吸烟多年，对麻醉和手术有影响吗

吸烟的危害人所共知，如导致口腔黏膜病变，导致各种呼吸系统疾病，致癌等，在这里不做过多的解释，但是对于需要麻醉和手术的患者，长期吸烟对之有何影响？

人体的气管与支气管黏膜由假复层纤毛柱状上皮组成。纤毛是位于人体管腔内部的一种结构，其对维护所在器官功能有重要意义。纤毛的功能是将来自呼吸道远端各种微粒缓慢排出，然后将黏液性物质咳出，主要是由于纤毛节律收缩运动所致。研究认为长期吸烟可使支气管黏膜的纤毛受损、变短，影响纤毛的清除功能。吸烟可减少纤毛的运动频率和净化的作用。

手术前吸烟，在全麻手术以后，常痰多，刀口痛，又不敢咳嗽，容易发生肺部并发症，而吸烟还会给麻醉带来危险。麻醉下最大危险是缺氧，出血和低血压都容易导致氧供不足。由于烟中含有碳，长期吸烟血中的血红蛋白（Hb）与碳结合，变成碳氧血红蛋白（COHb），碳氧血红蛋白不能携带氧，如超过一定范围或术中意外就比一般不吸烟者容易发生缺氧。术前 2 周一定要戒烟，以免增加手术中的危险性和手术后肺部并发症的发生。

吸烟还会引起伤口愈合迟缓。吸烟的女性在进行腹部手术或面部整容后，其刀口愈合明显慢于不吸烟者。烟民在进行皮肤移植时的失败率也更高。

76. 吸食过毒品的人能接受麻醉吗

全麻中常使用一些阿片受体激动药如芬太尼、吗啡等作为镇痛药物。而吸毒的患者一般是吸食或注射海洛因、氯胺酮、可卡因等药物，部分是阿片受体激动剂。长期吸食毒品的患者体内内源性阿片样肽的释放减少或停止，会产生耐药性和成瘾性。

吸毒者所吸毒品大多数为海洛因，即乙酰吗啡，其毒性是吗啡的 10 倍。长期吸食毒品的患者，其心、肝、肾功能均有明显损伤。吸毒者实际的器官年龄比其生理年龄要相差很多，表现在长期的睡眠障碍，激素水平，重要脏器功能的下降。患者对阿片类药已产生耐受性和交叉耐药性，使术中使用阿片镇痛剂无效或效果减弱，手术过程中需选择强效镇痛药。

吸食过毒品的人患病后仍然需要麻醉，但是对麻醉的要求更高。该类患者的麻醉处理，不仅要求麻醉平稳、效果满意，还要求术中、术后能有效控制戒断症状。麻醉处理的关键是预防和处理术中出现的戒断症状。

77. 为什么要输血

输血是一种治疗措施，是一种支持性与代偿性的手段。常应用于外科手术中失血过多的纠正、治疗严重贫血等。输血可以针对不同的血液成分进行输入，包括了全血（whole blood）、红细胞浓厚液（packed RBC）、洗涤红细胞（washed RBC）、白细胞浓缩液（WBC concentrate）与血小板浓缩液（platelet concentrate）等，视患者需求作出选择。通过输血可以挽救大量失血者的生命，治疗相关的疾患。输血的治疗作用除了用以补给血量，维持血容量，提高血压以抗休克和防止出血性休克外，还可供给具有带氧能力的红细胞以纠正因红细胞减少或其带氧能力降低所导致的急性缺氧症；补充各种凝血因子以纠正某些患者血液凝固障碍。因此，根据患者病因不同，输血治疗的具体目的不同而可采取不同种类的输血方式。

如急性大失血，引起血压下降时，则应输全血。严重贫血者由于红细胞数量不足，而总血量不一定少，故最好输浓缩的红细胞悬液；患大面积烧伤的患者，主要是血浆减少，最好输血浆或血浆代用品；对某些出血性疾病的患者，则可输入浓缩的血小板悬液或含有凝血因子的血浆以增强凝血能力促进止血。但是，输血还可以给患者带来一系列的不良反应，甚至发生危及生命的严重输血反应。故必须严格掌握输血的适应证，无明确适应证者不应滥用输血。

78. AB 型血型，可以输其他血型的血液吗

人类在长期进化过程中，形成了很多种血型系统，与医学临

床上关系最密切的有 ABO 血型系统和 Rh 血型系统。由于人类十几种血型系统的存在,所以在 ABO 血型系统中血型相配了,在 Rh 血型系统及其他的血型系统中不一定相配。即 ABO 血型系统中即便是同型血,也不一定相配。ABO 只是一个初步的分型,下面还有分支,如 A1,A2 等。亚型的不同也是造成输血后溶血的一个主要原因。

在准备输血时,必须进行如下实验:首先鉴定血型,保证供血者与受血者的 ABO 血型相和,还必须使供血者与受血者的 Rh 血型相和。其次,抗体检查和鉴定,主要检测受血者血清中是否存在血型不规则抗体,如抗 C、抗 E 等抗体。第三,交叉配血试验,在 37℃下进行,把供血者的红细胞与受血者的血清配合试验称为主侧试验;把受血者的红细胞与供血者的血清作配合试验称为次侧试验。如果交叉配血试验的两侧都没有凝集反应,即为配血相和,可以进行输血;如果主侧有凝集反应,则为配血不和,不能输血;如果主侧不起凝集反应,而次侧有凝集反应,只能在应急情况下输血,输血时不宜太快太多,并密切观察。

每种血型的血清中都有特定的凝集素,A 型血的血清中有抗 B 凝集素;B 型血的血清中有抗 A 凝集素;AB 型血中没有凝集素;O 型血中有抗 A 抗 B 两种凝集素。虽然 AB 型血细胞中有相应抗原,但由于输入的主要是血细胞,血清很少,所以输入的凝集素也很少,凝集素和抗原的结合也较少,理论上是安全的。因此,AB 型血以往被称为"万能受血者"。但是当输入的血量较大时,供血者血浆中的凝集素未被受血者的血浆足够稀释,受血者的红细胞就会被广泛凝集。以往在紧急的情况下(如在战场上)采用过,但是输血的量有限,也不安全。

所以说,AB型血的人是"万能受血者"也是不可取的。

79. 能直接将家属的血液输注给患者吗

不少人在电视剧里常常看到这样的剧情:护士从手术室中出来表示患者缺血,但是现在血库的血液无法调度,需要等在外面的亲人献血,这时候会有一群人扑上去表示"我是孩子亲人,抽我的"……但电视剧本也是来源于生活,我们的生活中其实也常常会有亲属给亲属献血的实例。其实亲属献血会有并发症威胁:由于直系亲属之间血液成分非常相近,因此受者的免疫系统不会将供者血液中的 T 细胞当作异体进行排斥,这样会导致供者的 T 细胞能在受者体内存活并增殖,增殖的结果是供者的 T 细胞把受者细胞和组织视为异物进行排斥、攻击,造成受者的组织、器官严重损害,甚至导致死亡。动员家属进行献血,以保证手术的进行,是一种无奈之举。但一般这个时候也不建议直系亲属进行献血,而更多推荐关系远一些的、身体各方面功能正常的亲属进行献血救急。同时,医院会联系血站对血液进行处理,通过照射处理杀死血液中的淋巴细胞,以降低输血风险,但这种操作方式相对比较少,因为医院需要提前向血站提出血液处理申请。

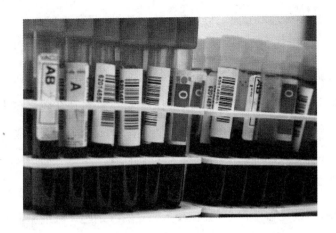

80. 什么是成分输血,医师为什么会给患者输注红细胞

成分输血是根据血液密度的不同,将血液的各种成分加以分离提纯,依据病情需要输注有关的成分。如果患者属于各种原因导致的急性失血或者是慢性贫血,医师会为患者输注红细胞。成分输血是目前临床常用的输血类型。成分输血的比例是衡量一个国家或地区医疗技术水平高低的重要标志之一。目前,国际上输成分血的比例已经达到 90% 以上,输全血不到10%,发达国家比例已经超过 95%。

我国的成分输血起步较晚,发展相对滞后。但在大城市成分输血比例已达到发达国家水平,其中北京市的成分输血率已达到 96% 以上。但是,这其中绝大部分成分血来源于全血采集之后的再次人工分离,其质量低于使用专门设备采集的成分血。据专业人士介绍,采集成分血与采集全血过程一致,只不过采集成分血必须依靠先进的机器设备。因此,街头的无偿献血车无法做到,必须到指定的地点。在有条件的地方,现在越来越少用全血输血,代之以成分输血,一方面因全血的效果不及成分输血,后者体积小而需要的内容多、针对性强。另一方面因输血的需求越来越大而血源困难,成分输血可以提高血的利用率,一血多用,节约用血。对于贫血,较多地是输红细胞。红细胞制品主要有下列若干种:①浓集红细胞。②少白细胞的红细胞。③洗涤过的红细胞。④冷冻红细胞。⑤新生红细胞(网织红细胞)。医师会根据患者的病情选择合理的血制品。

81. 什么是血浆,什么是冷沉淀

新鲜血液通过离心后,除去血液中的有形成分血细胞外,剩余的淡黄色透明液体,就是血浆。血浆约占全血的55%,血浆中含有多种物质,大部分是水分,占91%~92%,其余的是血浆蛋白,占60~75g/L,其中血浆血清蛋白最多,占40~55g/L,血浆球蛋白为20~30g/L,纤维蛋白原为0.2~0.4g/L。还含有少量的无机盐,诸如钠、钾、钙、铁、镁等,以及其他的有机物质,如葡萄糖、多种脂类、维生素、酶、激素等物质。血浆中有这样多的物质,其成分和理化性质是保持相对稳定的,这样才能保证体内组织液的相对恒定。血浆的功能主要是将营养物质运送到各组织细胞,血浆把从小肠吸收的养料输送到身体的肌肉和细胞后,回来时再把身体内所产生的废物送到肾脏,由肾脏变成尿液排出体外。血浆中有多种蛋白质,它们的功能各有千秋,血浆中的血清蛋白有维持血容量、血压和血管内胶体渗透压的作用。血浆中的球蛋白有增加人体免疫力,预防某些传染病的作用。血浆中的凝血因子有止血作用。

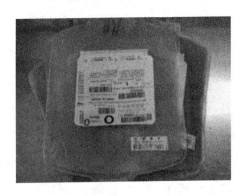

冷沉淀是新鲜冷冻血浆在控制的温度下(0~4℃)融化后收集的冷不溶成分,为白色沉淀物。加热至37℃时呈溶解状态,1单位血浆分离出的冷沉淀虽然只有几十毫升,但却含有大部分(约100单位)Ⅷ因子。使用冷沉淀的适应证为:

(1)儿童及轻型成人甲型血友病、遗传性假血友病(vWD)

(2)先天性或获得性纤维蛋白原缺乏症及Ⅷ因子缺乏症患者

(3)弥散性血管内凝血(DIC)。

（4）抗凝血酶Ⅲ（AT－Ⅲ）缺乏。

（5）获得性纤维结合蛋白缺乏患者，如严重创伤、烧伤、严重感染、白血病和肝功能衰竭。

（6）某些先天性血小板病，用冷沉淀可纠正出血时间的异常，控制出血。

82. 输血有什么风险，手术中患者可以不输血吗

输注血液或血液制品均有传播疾病的危险，常见的有乙型、丙型肝炎，艾滋病，巨细胞病毒感染，梅毒，疟疾，弓形虫病等。

输注细菌污染的血液制剂引起的不良反应，临床表现为轻者以发热为主，重者发冷、寒战、高热、烦躁不安、面部过敏反应潮红、皮肤黏膜充血、头痛、腹痛、恶心、呕吐、腹泻、呼吸困难、干咳、发绀、大汗、血压下降，严重者可发生休克、急性肾衰竭、DIC。

引起输血相关的移植物抗宿主病，输血相关的急性肺损伤，非溶血性发热反应等；引起免疫抑制；大量输血时导致：①出血倾向。②酸碱平衡电解质紊乱。③低体温等。

输血前，医师会告之相关的风险，签署"输血知情同意书"。

输血风险这么高，手术中可以不输血吗？

外科手术根据术中出血量及生命体征判断是否需要在手术中输血。如果出血量较大，是必须马上补充血容量的，否则会导

致严重的后果。但是如果失血量不多,出血可以控制,疾病的本身无自体输血的禁忌,可以采取自体输血的方法来减少输注异体血,减少输血风险。

自体输血不仅基本上可以避免一般输血的各种风险,而且还能降低血库的压力,因此在发达国家已经是相对普遍的一种临床手段了。当然自体输血也有一些弊端。就拿预存式自体输血来说,首先患者要满足一定的条件可以注射促红细胞生成素;其次手术时间必须是可以预约的,且时间间隔足够预存血,也就是说急救输血肯定是不适用的;最后,医院必须要有专门的保存血液的小血库,且需要各个科室联合行动。

在围手术期,医师会根据实际情况采取自体输血,或是自体输血联合输注异体血的方法补充失血。当病情发生变化时,医师判断自体血的量不足需要异体血补充时,切不可以强行拒绝输注异体血而延误了治疗时机。

83. 什么叫自体输血

自体输血是指当患者需要输血时,输入患者自己预先储存的血液或失血回收的血液。

1) 自体输血的种类

自体输血有 3 种:

(1) 术前自体输血储存：术前一定时间内采集患者自身的血液进行保存，在手术期间输用。

(2) 急性等容血液稀释（AHD）：一般在麻醉后、手术主要出血步骤前，抽取患者一定量的自体血储存，同时输入胶、晶体液体补充血容量，使血液适度稀释，血红蛋白降低，手术出血时血液的有形成分丢失减少。然后根据术中失血及患者情况将自体血回输给患者。

(3) 血液回收：血液回收自体输血是指用血液回收装置，将患者体腔积血、手术中失血及术后引流血血液进行处理，然后回输给患者。血液回收必须采用合格的设备，回收处理的血必须达到一定的质量标准。体外循环后的余血尽可能回输。

2) 自体输血的优点

异体输血即便采用在严格的筛选检查也不能完全避免同种血型血液的合并症的发生。异体输血有传播肝炎、艾滋病，输错血型导致溶血等危险，并使血红蛋白氧离曲线左移，组织供氧减少，诱发多器官功能衰竭，酸中毒，凝血功能异常，DIC，还可引起免疫抑制，使术后感染发生率升高。

而自体输血，不传播疾病，无血型不合引起的溶血反应，无异体抗体引起的免疫反应，节省血源，又可解决稀有血源缺乏的困难，还可以减少患者的开支。

许多发达国家对术前储血已广泛使用，不良反应极少。

3) 应用自体储血的具体要求

只要患者身体一般情况好,血红蛋白>110g/L 或红细胞比积>0.33,行择期手术,患者自愿合作,都适合自体储血。有肿瘤或肝炎病史的患者也可以进行自体储血输血。

4) 自体输血的具体方法

(1) 手术前 1~14 天采集血液。

(2) 每天不超过 500ml(或自体血容量的 10%),两次采血间隔不少于 5 天。

(3) 在采血前后可给患者铁剂、维生素 C、维生素 B_{12} 及叶酸治疗。

(4) 血红蛋白<100g/L 及有细菌性感染的患者不能采集自体血。

84. 哪些患者可以进行自体输血

自体血回输主要适用于预计术中出血较多的各类手术:①骨科大手术,如脊柱手术、全髋置换术等。②心血管手术,如心脏不停跳冠状动脉搭桥术。③急症手术,如肝、脾破裂、宫外孕大失血。④器官移植手术。⑤脑外科手术,如脑动脉瘤手术。⑥术后无污染的引流血。⑦不愿输异体血的患者,如有宗教信仰者。

85. 自体血液回收是怎么回事

自体血液回收是指将患者术中、术后出血或体腔积血经回收、过滤、离心、洗涤后再回输给患者。

目前临床上有两种血液回收系统：①简单回收系统：它是术中和术后最简单的自体血回输方法，通过吸引收集术野血和术后引流血，经简单过滤和抗凝，然后再回输给患者。因未经洗涤，易发生溶血、微血栓、肾衰竭、弥散性血管内凝血等并发症，现在临床上已不主张使用。②血液回收机系统：将术野血或引流血经离心、清洗加工祛除血浆和有害物质后可得到红细胞比容为 $50\%\sim65\%$ 的浓缩红细胞，然后回输给患者，现临床上已广泛应用。

86. 如何进行手术前体位训练，术前如何行气管推移训练

手术患者体位的固定对手术的顺利进行起着很大的作用，手术时常采用的有以下体位：仰卧位、侧卧位、俯卧位、截石位以及一些特殊的体位。术前根据不同的病情和手术方式，在医务人员的指导下，在身体允许的条件下最大限度地进行术前体位训练，以减少在手术中或手术后因体位不适而引

起各种并发症。

现以仰卧位为例介绍一下术前的体位训练：垂头仰卧位术前 3 天开始训练头高肩低位,将软垫垫于肩下,抬高 20°保持头低颈过伸位,开始每次 10 分钟,每天 3 次,根据耐受力循序增加时间,避免持续后仰,造成颈椎的韧带和肌肉损伤。侧头仰卧位术前 3 天开始去枕头偏向一侧训练,同样根据耐受力循序增加时间。同时还要训练深呼吸,有效的咳嗽及床上大小便,避免坠积性肺炎、尿潴留和便秘的发生。

现以甲状腺手术为例介绍一下特殊体位训练：

甲状腺手术体位要求使手术野显露充分,通常手术所采取的体位要求肩下垫软枕,颈部过伸,以利于术野显露。由于患者对体位的不适应,易并发甲状腺手术体位综合征,其表现为术中不适,躁动不安,术后出现头颈部疼痛、恶心、呕吐等症状。在手术前取仰卧位,在其肩下垫一高度适宜的软枕,使颈部呈过伸位,充分暴露颈前部。训练时间从开始到不能耐受为止,循序渐进,使时间逐渐延长到手术所需要的时间在 1.5～3 小时(如甲状腺瘤摘除术让患者训练到 1.5～2 小时；双侧甲状腺大部分切除术让患者训练到 2～3 小时)。训练时间均在饭后 2 小时左右进行。术前体位适应性训练可有效地减少或减轻术中及术后头痛、呕吐等各项甲状腺手术体位综合征的症状。

气管推移具体是怎么做的?

颈椎病是骨科常见病,而颈椎前路手术是治疗颈椎病最常用的术式之一。术中为清晰地显露椎体前缘,必须将气管、食管拉向一侧,如果患者术前未进行正确的气管推移训练,会因术中气管牵拉困难等因素带来心率、血压较大范围的波动,分散手术医师的精力,给手术带来困难,甚至容易出现其他严重并发症。

气管推移方法是指在实施手术前的第 3 天,指导患者去枕平卧,用食指、中指和无名指在皮外插入切口侧内脏鞘与动脉鞘间隙处,持续向非手术侧推移气管,每次 10～20 分钟,每天 5～6 次,侧推程度以患者能耐受为度。术前第 2 天,继续用同上法推移气管,每次 30～40 分钟,每天 4～5 次,推移程度以气管过中线为原则。术前第 1 天,继续同上法推移气管,每次 40～60 分钟,

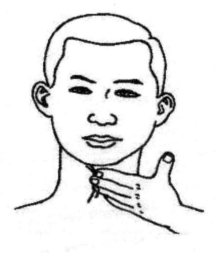

图示气管推移

每天 4～5 次,侧推移程度以气管过中线为原则。训练遵循先慢后快、先小幅度后大幅度、先轻后重,循序渐进,持之以恒的原则。

87. 如何适应床上大小便

部分病患手术后需采取卧床、制动、牵引、固定等专科治疗,需要患者在床上度过较长的时间,由于生活规律被打破,生活习惯被改变,角色适应不良,心理状态不能得到很好的调整而导致床上排便排尿困难,严重者易引起便秘及尿潴留。这时可以在手术前按照既往的排便习惯,在相对较隐私的环境里多次尝试床上排便,每日重复 5～10 次,让自己产生自主在床上排便的意图。可以通过控制呼吸及心律,放松各肌肉群。全身放松后想象正在自己家里的卫生间,无任何压力与焦虑,放松肌肉,有规律地收缩肛门括约肌与尿道括约肌,集中注意力,进行排便。

88. 为什么要导尿

手术患者手术前进行留置导尿管的目的是:

(1) 手术的需要:盆腔内器官手术前,为患者导尿,可以排空膀胱,避免手术中误伤。某些泌尿系统疾病手术后,为促使

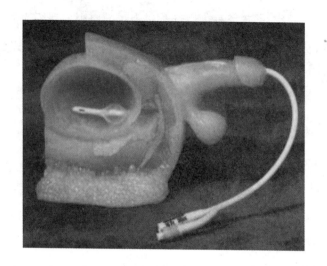

膀胱功能的恢复及切口的愈合,常需做留置导尿术。另外,可以避免麻醉状态下,尿道括约肌松弛而引起的尿失禁污染手术区域。

(2)麻醉的需要:腰麻患者为防止手术后出现尿潴留,为患者减轻痛苦所以导尿。全麻患者导尿是为了避免因大量输液所导致的患者膀胱过度膨胀。留置尿管,不仅有利于全麻药物的代谢,还有利于观察患者尿量、颜色,观察肾功能。

(3)手术患者的需要:清醒患者留置导尿,可以避免因术中憋尿所造成的患者强烈的应激反应,从而导致血流动力学改变,如心率加快,血压升高等。特别是老年人、有心血管疾病的患者,有加重心血管疾病的危险。

89. 麻醉后很口干,可以喝水吃点东西吗

由于术前使用了抑制腺体分泌的药物及部分麻醉药物的原因,麻醉后较多的患者感到口干舌燥,很想喝水或是想吃点水果。做完手术一般不能马上吃东西。麻醉药效果未消除前,肠道功能没有恢复,如果此时喝水、吃东西的话,很容易因麻痹性肠梗阻导致一系列的不适,甚至造成误吸等。

如手术无禁忌,一般为术后 6 个小时患者完全清醒的情况下可以先喝少量开水,如无恶心呕吐,可以吃一些软食,比方说牛奶、面条之类的食物。

一般情况下,胃肠道手术后,患者在肠道通气(即放屁)后,就可进食少量清流质饮食,如米汤、稀藕粉、蜂蜜水、面汤、青菜汤等,每次饮用 100ml 左右,每日餐次为 4～5 次。5 天后可改为进食大米稀饭、小米稀饭、蒸蛋羹、鸡蛋汤、鸡蛋面糊等,每日餐次可为 6 次左右。此阶段,不要吃容易产气的食物,如牛奶、豆浆等,以及含粗纤维多的食物,如芹菜、豆芽、洋葱等。在胃切除术后的恢复期,要注意慢慢地增加饮食量,逐渐减少进餐次数,最终恢复到正常人的饮食。胃肠道手术的患者必须服从病房医师的医嘱再进食。

90. 手术后要注意什么，为什么要使用监护仪

手术治疗能否达到预期效果，除了实施正确的手术方案和精细的手术操作外，术后积极的治疗和护理，也是至关重要的。手术之后，患者要努力配合医护人员，预防术后并发症和不良后果的发生。具体注意如下几点：

（1）手术麻醉清醒后可在床上进行深呼吸运动、四肢曲伸活动和咳嗽动作，每2～4小时翻身拍背一次，预防肺不张、肺部感染，促进肠蠕动、减轻腹胀，预防肠粘连，预防压疮；保持全身皮肤清洁、口腔清洁，促进血液循环，防止口腔感染。

（2）手术后3～5天内尽量减少探视次数，以保证各项治疗、护理的正常进行，保证休息；亦可减少空气、环境污染，减少感染的机会。

（3）保持术后的良好体位：手术后，一般中、小手术的患者即送回原病房，而大手术或危重手术患者，则送到术后监护室，全身麻醉的患者，此时尚未清醒，应平卧，不垫枕头，头偏向一侧，以防唾液或呕吐物吸入呼吸道，引起呼吸道感染。硬膜外麻醉或腰麻的患者，术后要平卧6～12小时，以防术后头痛的发生。颈、胸、腹部手术之后，多采取半坐位或半卧位。脊柱手术后的患者，要睡硬板床。四肢手术后的患者，须抬高手术的肢体或进行牵引。

（4）协助医护人员观察体温、脉搏、呼吸和血压。如有自我感觉不适、发热和心跳快等，应向医师、护士报告。这里要告诉您一点常识，术后3～5天内，体温常在38℃左右，叫术后反应热，或吸收热，对此不必紧张。

（5）加强饮食配合：手术后要加强营养，以利于身体康复。一般的手术，术后麻醉清醒即可进食，腹部手术的患者，要待肠蠕动恢复、即排气后，方可进液状流食；胃肠手术的患者，先进行胃肠减压，同时应禁食，停止胃肠减压后才能进流食，以后慢慢恢复到正常饮食；大手术或全身麻醉手术后，多有短期消化功能减退，不想吃饭，甚至恶心、呕吐，可以要求输液。严重者，医师会插胃管，通过胃管注入流食。

（6）协助医护人员严格术后的伤口管理。不要乱动，不要随意揭开覆盖伤口的纱布，更不能用手去触摸或用水清洗伤口，要保持伤口的清洁和干燥。如自己不小心弄湿或污染了纱布，应请医师及时给予更换，以防切口感染化脓。如发现伤口周围红肿或有血水流出，应及时告诉医师护士，争取给予及时妥善的处理。

（7）术后要早期活动：根据手术的大小和术后的病情，在经过医师准许的条件下，争取早期下床活动。这对于增加呼吸深度，促进血液循环，恢复胃肠功能，增进食欲，都十分有利；对于防止并发症，促进伤口愈合，也有着积极的作用。如腹部手术，一般术后2～3天就应该适当下床活动或做床上活动，以防止腹

胀和肠粘连。痰多的患者,应多翻身,并用手压住伤口,协助咳
嗽排痰,以防肺部感染。肥胖患者应多活动四肢,防止静脉血栓
形成。

(8) 术后恢复期加强生活护理及观察,如有不适请及时与
手术医师取得联系,切不可自行处理。手术后可能根据您病情
需要使用监护仪连续监测您的血压、呼吸、心率、脉搏、氧饱和度
等生命体征以及时发现异常情况并予以处理。

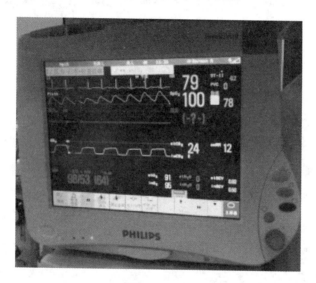

91. 手术后为什么会感到寒冷,能用热水袋吗

术后感到寒冷是指手术后出现不能自主的肌肉收缩抽动,
其具体原因还不很清楚,局麻药、吸入性麻醉气体、长时间的手
术、术中大量的输血输液及术野暴露等都会使寒战的发生率增

高。保暖、吸氧都能使寒战得到缓解，必要时医师会给予一定的药物治疗。热水袋要在家人的看护下使用，而且温度不能太高，因为麻醉后对痛温觉感知还没有完全恢复，容易导致烫伤。

92. 什么是深静脉栓塞

深静脉血栓是指血液在深静脉腔内不正常地凝结，阻塞静脉管腔，导致静脉回流障碍。下肢深静脉血栓形成的典型临床表现往往是单侧下肢出现肿胀、疼痛。但是血栓形成早期可以没有明显症状，这是静脉血栓容易被忽略的原因之一。深静脉血栓多发生于各种手术后。深静脉血栓形成好发于下肢，多见于产后、盆腔术后、外伤及长期卧床的患者，主要表现为：患肢肿胀，疼痛。血栓脱落可致肺栓塞，危及生命。引起肺血栓栓塞症的血栓主要来源于深静脉血栓形成，两者统称为静脉血栓栓塞症。

93. 哪些人容易发生深静脉栓塞

深静脉栓塞高危人群一般有以下 3 类：

（1）血流缓慢的人：长期卧床、心力衰竭、肿瘤压迫、静脉曲张及静脉瘤患者，妊娠妇女的血流速度均缓慢，血小板黏集于血管壁上，易于形成血栓而导致血栓性静脉炎。

（2）血液高凝的人：冠心病、高血压、糖尿病患者的血小板或凝血因子增高，纤溶活性降低，血液凝固性增高而引起血栓形成。其他还有各种原因引起的失水、失血，也可引起血液浓缩，凝固性增高；血小板数量及黏性增加，纤维蛋白原、凝血酶原和其他凝血因子含量增加，可引起血液浓缩；若体内存在胰腺、肺脏的恶性肿瘤，可引起组织因子大量释放入血，能够激活凝血系统，亦可引起血液凝固性增高，导致血栓性静脉炎。

（3）血管内膜受损的人：有的患者静脉注入硬化剂、高渗溶液、抗肿瘤药物、造影剂，24 小时静脉插管，肿瘤细胞侵犯及细菌感染，均可引起血管内膜受损，内膜损伤后粗糙不平，血小板易于黏集，从而引起血液凝固，促使血栓形成。

骨折患者，孕产妇是深静脉栓塞的高发人群。长时间空中飞行、坐车（火车、汽车等）旅行，由于静坐在狭窄而活动受限的空间内，双下肢静脉回流减慢、血流淤滞，容易发生双下肢深静脉血栓形成，一旦血栓脱落即形成致命的肺栓塞。

94. 手术前紧张，睡不着觉，怎么办

手术之前，患者心理紧张是很正常的表现，但是有的人表现得很"隐蔽"。一方面要求医护人员和家人要及时发觉，与患者多聊天，另一方面也要求患者要主动说出自己的紧张心理。部分高血压与与患者术前心理紧张有很大的关系。有些患者因为

太过紧张,导致睡眠不佳,引起血压升高而不得不暂停手术。

　　要消除手术前紧张心理状态,首先要充分信任医护人员。现代医学的手术麻醉技术和心电监护水平已经非常先进,手术都是在无痛安全的状态下进行的,医师的职责是保护人民的身体健康,医师的知识和良心会促使每一位医师为完成这一使命而努力工作,护士具有一丝不苟的责任心、良好的业务素质和善解人意的品质,相信在医护人员的帮助下,会顺利完成手术并尽快康复。其次,应充分建立自信心,相信自己一定能够战胜疾病。第三,手术前与手术医师和麻醉医师充分的交流,了解自己所患疾病和手术的意义,乐观地对待病情,积极配合治疗。目前,各医疗机构都施行手术知情同意制度,手术前都会告之您疾病的相关情况以及可能遇到的危险。不要被这些风险吓到。因为所有的医师都希望手术 100% 成功,但是由于医学是一门经验科学,有一定的局限性,医师还是会交代相关的风险及并发症。

　　应对手术后可能出现的各种不适,如伤口疼痛、活动受限、床上排便等各种日常行为的改变应充分估计和了解,以便在手术后尽快适应。另外,患者在手术的前一天晚上,应该洗个澡,好好睡一觉,养足精神,把自己调节到最佳状态。有很多人由于紧张可能会失眠,必要时可以用些镇静剂让自己入睡,一定要避免失眠。

　　有些医院主张应用音乐疗法消除患者的紧张情绪,并且取得了良好的效果。据了解98％以上的人群对手术有紧张和恐惧。而音乐疗法能缓解甚至消除患者的紧张和恐惧,尤其是让患者听自己喜欢的音乐,不仅能减轻手术和麻醉前的不安心理,还能达到使心情安定,提高麻醉效果的目的。同时,音乐疗法还具有分散注意力、增添喜悦、松弛精神、音乐想象、指导呼吸以及精神支持的作用。患者在音乐声中逐渐放松,能够很好地接受手术前的各项准备工作,将自己调整到最佳的状态接受手术。

95. 睡眠不好,手术前可以服用安眠药吗

手术前紧张,尤其是在大手术前紧张,这是正常的情绪反应。处在重要的人生关口时,人的心理上总会产生相应的反应。由于个体素质的差异,可表现为不同程度的焦虑不安、恐惧紧张,瞻前顾后,迟疑踌躇。严重者更是忧愁苦恼、悲哀绝望。此时大脑皮质呈现高度兴奋活动,很难转入抑制状态而出现失眠。如果术前睡眠不好,失眠严重,会对手术和术后的康复带来不良影响。手术前,将自己紧张的情况告诉医师,医师一般都会根据患者的实际情况给予服用安定类药物,以帮助稳定情绪,促进睡眠,使入睡容易些,睡眠质量好一些。关键还得靠患者能以正确平静的心态来对待手术。再重大的疾病,能手术就是有希望,自己应该顺其自然,乐观对待,这样就

可避免或减轻失眠的发生。

96. "恶性高热"是指什么,恶性高热会经常发生吗

　　手术室是医院的重要技术部门,也是医师与疾病、死神进行搏斗的战场,是医师展示医术和价值的平台。《医者仁心》电视剧中,一场场惊心动魄的营救,场面真实专业,情节扣人心弦。开篇就展现了一场紧张的大营救:医师钟立行的妹妹在美国遭遇车祸,被火速送往钟立行所在的医院,救护床飞快转动的车轮与地板的摩擦声,医师护士急促的脚步声,生命仪器"滴、滴"的声音,荧屏里的紧张氛围通过声音传递到观众的感觉中枢,观众仿佛置身现场,感觉到生与死搏斗的紧张和激烈。同样,在这部电视剧中,我们认识了"恶性高热"这个死亡率极高的麻醉并发症。

　　恶性高热(MH)是一种受体表达缺陷的遗传性疾病,临床上以接触诱发药物(主要是吸入麻醉药物和某些肌肉松弛药物)后迅速出现肌肉强直、高热、肌酶升高等症状为主要特征。由于骨骼肌处于持续的强直性收缩状态,消耗大量能量,导致体温持续快速增高。如无特异性治疗药物丹曲洛林(dantrolene),而一般的临床降温措施又难以控制体温的恶性升高时,最终将导致患者的死亡。"恶性高热"以先天性疾病患者为多发人群,如特

发性脊柱侧弯、上睑下垂、脐疝、腹股沟疝等。根据统计,日本MH 的发病率约为 1/60 000;美国约为 13.3/100 万。而我国近5 年的相关个案报道为:2011 年 2 例,2010 年 4 例,2009 年2 例,2008 年 4 例,2007 年 3 例(我国年麻醉数量估计在 2000万例左右,显著低于欧美国家的发病率)。有资料表明,20 世纪60 年代国外死亡率高达 90%,而后通过使用治疗 MH 特效药物、建立 MH 抢救热线等措施后,目前已降至 5%。但据国内文献统计,目前该病的死亡率仍高达 73.5%,所以术前筛查 MH易感人群、选择适宜麻醉方式是避免 MH 发生的重要途径。而加强术中监测,早期发现并尽快采取有效的抢救治疗措施,则是成功抢救恶性高热的关键。

97. 疼痛门诊能看哪些疾病

麻醉科医师出身的专门做疼痛的医师与其他科医师相比有一定的特色。麻醉科医师对镇痛药物的特性比较了解,镇痛药物应用经验相对比较丰富;对局部神经解剖定位清晰,穿刺技术熟练,因而神经微创介入技术很容易上手掌握。这种优势或特点也赋予麻醉科疼痛门诊以下治疗特点:除了口服药物外,局部神经阻滞、注射、穿刺等微创介入治疗手段占有比较大的分量,而这些治疗手段对不少慢性疼痛性疾病治疗效果相当不错。这类疾病包括:肩周炎、颈椎病或腰椎病引起的颈肩手痛和腰腿痛、慢性头痛、骨性膝关节炎、三叉神经痛、带状疱疹引起的后遗神经痛、癌症疼痛等。

98. 什么是臭氧治疗，能治疗哪些疾病

臭氧是一种几乎无色有浓烈特殊臭味的气体，极不稳定，在空气和人体组织中易分解。与氧气相比，臭氧具有比重大、有味、有色、易溶于水、易分解等特点，常温下半衰期约 20 分钟。由于臭氧分解的 O 原子非常活跃，因而臭氧具有很强的氧化能力，该作用在瞬间完成，没有永久性残留。臭氧注射是治疗多种慢性疼痛的一种安全、有效、简便、经济的治疗方法。

1) 臭氧的镇痛治疗原理

（1）氧化髓核内蛋白多糖：椎间盘髓核内的主要成分之一蛋白多糖带有负电荷，可吸引正电荷至髓核基质内，即具有固定电荷密度的特性。臭氧氧化髓核，使椎间盘脱水、萎缩、凝固，降低椎间盘压力，减轻对神经的压迫。

（2）消炎作用：突出的髓核及纤维环压迫硬脊膜、神经根及周围静脉，引起回流障碍，出现渗出和组织水肿，形成无菌性炎症。臭氧可刺激氧化酶过度表达，中和炎症反应中过量产生的反应性氧化产物，拮抗炎症反应中的免疫因子释放，扩张血管，改善回流，减轻神经根周围的水肿。

（3）镇痛作用：突出的椎间盘组织可压迫神经根，刺激椎间小关节突、邻近韧带和椎间盘表面存在的神经末梢释放致痛物质（如 P 物质、磷脂酶 A_2 等）产生疼痛。臭氧注射后可直接作用于神经末梢，并刺激抑制性中间神经元释放脑啡肽等物质，从而达到镇痛作用，这是臭氧治疗软组织痛的依据。

2）臭氧治疗的适应证

（1）椎间盘突出症、腰椎手术失败综合征。

（2）软组织痛：各种软组织痛。如：肌筋膜炎、肩关节周围炎、第三腰椎横突综合征、梨状肌综合征等。

（3）关节炎：注射臭氧可以治疗各种关节炎、肩周炎、股骨头缺血性坏死、骨性膝关节炎等并发的骶髂关节、髋关节和膝关节腔的无菌性炎症。

（4）神经性疼痛：如对于带状疱疹后神经痛，三叉神经痛，枕神经痛及坐骨神经痛等，射频后注射臭氧可以作为一种辅助治疗方法。

此外，臭氧还可以治疗压疮、高血脂、血液黏稠度高、囊肿、滑囊炎等疾病。

99. "打封闭"和神经阻滞治疗有什么区别

大多数患者一听说"神经阻滞治疗"，就问"是不是打封闭针啊?""打多了骨头会变脆吗?"以为它是一种"应付疗法",只能暂时止痛且不良反应大。另外,许多非疼痛治疗专业医护人员由于缺乏系统的知识和训练,热衷于在疼痛点、穴位或神经末梢处注射多种药物来缓解疼痛,他们自称为"封闭疗法"。这类治疗虽然有时能缓解部分患者的疼痛,但也发生了许多并发症及医疗纠纷的事例,使"封闭"一词增添了不良色彩。这种"封闭疗法"的称呼流传甚广,使某些医务人员和一些患者对正规的"神经阻滞"也产生误解,甚至存有惧怕心理。其实,这是一种误解。那我们如何来正确理解神经阻滞呢?

首先,从概念上,神经阻滞的英文是"neural blockade"或"nerve block",这一术语已被全世界应用了近百年了,目前仍在应用,是具有科学性和规范性,系指阻断疼痛的恶性循环,降低周围及中枢神经系统的敏感性,消除炎症、减轻水肿,放松肌肉,同时可以增进局部血液循环,加速致痛物质的代谢,促进受损部位神经的修复,从而解除或减轻疼痛。因此无论如何也不应译成"封闭"或"神经封闭"。而封闭治疗起源于苏联,又称普鲁卡因封闭疗法,是将普鲁卡因注射于人体的局部痛点,以起到暂时止痛的作用,可以简单理解为哪儿痛打哪儿。

其次,部位不同。封闭注射药物的部位是疼痛点,相当于神经阻滞的靶区阻滞,而神经阻滞是按神经的走行和支配规律进行药物注射,如临床常用的星状神经节阻滞,治疗部位是在颈部,但可治疗神经衰弱、失眠、交感型颈椎病和高血压等几十种相关疾病。

再次，所用药物不同。神经阻滞所用药物更合理，更广泛，更具安全性。其中最有争议的是药物中含有激素，可能是有一些一知半解的人认为使用含有激素药物就会产生骨质疏松症，但他们却严重忽略了给药方式、时间的掌握及量的控制。在一本骨质疏松的专著中找到这样一句话："隔日给予可的松 25 毫克，1 年后小梁骨骨量减少了 3.5%"，可见我们在疼痛治疗时所用的那一点点激素是微不足道的，当然这也不是说我们在疼痛治疗中就可以随便使用激素，要做到既不害怕用激素，又要充分认识激素的药理和不良反应，合理应用，防患于未然。

最后，相比封闭治疗，神经阻滞治疗适用范围更广，不但在临床上可用来镇痛、治疗，还能进行诊断、判断预后和预防疾病。并且技术操作难度更大、操作更复杂、要求更精确，适用于各种痛症、非痛性疾病（如痉挛、麻痹等）。

由此可见，两者是完全不相干的两个概念，也是两种截然不同的治疗方法，神经阻滞疗法作为疼痛治疗的最基本的手段，完全可以发挥更大的作用，为广大疼痛患者解除切身的痛苦。

100. 疼痛治疗有哪些方法

疼痛治疗包括病因治疗和对症治疗两个方面。恶性肿瘤的疼痛无法进行病因治疗，也应采取对症治疗。对症治疗包括药物性治疗、神经阻滞治疗、物理康复治疗、中医学治疗和手术治疗。各类疼痛的治疗,药物治疗是最基本、最常用的方法,而神经阻滞则是重要手段。神经阻滞是指通过在神经干、神经丛、神经根或交感神经节等处以药物或物理方法阻断神经传导功能以实现对疼痛的治疗和诊断目的。对骨质疏松的老年患者发生的胸腰椎压缩性骨折,导致腰背部疼痛,疼痛科采用椎体后凸成型术,将骨水泥等通过微创的管道注入被压缩的椎体内,缓解患者的疼痛,已经取得较为满意的临床效果。临床常见的多种急慢性疼痛均可通过以上综合治疗方法得到有效的减轻或消除。

101. 什么是腰椎间盘突出症的射频消融治疗

射频(热凝)消融术治疗是指直接把突出部分的髓核变性、凝固、收缩、减小体积,解除压迫,从而达到解除疼痛(见图)。很少伤及正常的髓核组织,同时可修复纤维环的破裂,灭活了盘

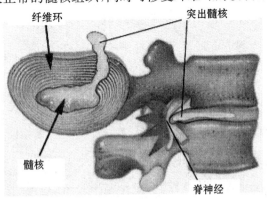

纤维环　　　　突出髓核

髓核

脊神经

内新生的神经末梢,直接阻断了髓核液中糖蛋白和 B 蛋白的释放。温热效应对损伤的纤维环、水肿的神经根、椎管内的炎性反应起到良好治疗作用,治疗后症状立即消失或减轻。该手术方法具有创伤小、恢复快、安全、疼痛小、费用低等特点。

102. 长期服用止痛药有哪些危害

请严格按照医师的嘱咐使用止痛药,不按医嘱长期使用止痛药可能引起以下危害:

(1)掩盖症状:如果在未经医师诊治之前滥用止痛药,可掩盖疾病特有的症状,延误诊断,耽误疾病的治疗。

(2)成瘾性:一些止痛药尤其是阿片类止痛药,长期应用形成药瘾,对此种药物产生依赖性,给患者造成极大的痛苦,给家庭、社会造成危害。

(3)过敏:许多止痛药可引起哮喘、荨麻疹、过敏性鼻炎等。

(4)损害造血系统:一些止痛药长期或过量服用,可对造血系统及白细胞造成损害,引起粒细胞减少、再生障碍性贫血、凝血障碍等疾病。

(5)胃黏膜损害:长期或大量服用止痛药,尤其是空腹使用后,可出现上腹不适、恶心、呕吐、饱胀、食欲缺乏等消化不良症状。严重者可致胃黏膜损害,引起胃出血。有资料显示,长期口服非类固醇消炎药的患者中,有 10%～25% 的患者发生消化性溃疡,其中有小于 1% 的患者出现严重的并发症如出血或穿孔。

(6) 引起中毒性肝炎:在治疗剂量下,能导致 10% 的患者出现肝脏轻度受损,长期或大量服用对乙酰氨基酚(扑热息痛)可影响肝功能,引起中毒性肝炎。

(7) 导致肾功能不全和间质性肾炎:长期或大量服用含有非那西丁的解热止痛合剂,可引起肾乳头坏死及肾间质炎性改变性肾病。近年来,国内外有许多因服用止痛药发生肾毒性作用的报道,其中主要是止痛药抑制了前列腺素合成,导致肾功能不全和间质性肾炎。目前止痛药引起的肾功能不全已占药物引起的肾功能不全的 37%,而且服药长达 3 个月就可引发,其中吲哚美辛(消炎痛)制剂引起的肾损害占大多数。

(8) 诱发肿瘤:一些止痛药长期服用可诱发肾乳头癌、肾盂癌、膀胱癌等。

(9) 神经系统不良反应:可出现头痛、头晕、耳鸣、耳聋、弱视、嗜睡、失眠、感觉异常、麻木等。有些症状不常见,如多动、兴奋、幻觉、震颤等,发生率一般<5%。

(10) 诱发心血管系统疾病:有研究发现,非类固醇消炎止痛药能明显干扰血压,使平均动脉压上升。另有报道,服用罗非昔布 18 个月后,患者发生心血管事件(如心脏病发作和中风)的相对危险性增加。

(11) 妊娠期的不良反应:非类固醇消炎止痛药被认为是诱发妊娠期急性脂肪肝的潜在因素;孕期服用阿司匹林可导致产

前、产后和分娩时出血；吲哚美辛可能会引起某些胎儿短肢畸形、阴茎发育不全。

（12）损害听力：长期服用止痛药可致听力下降。